PIZZA.CHICK

雖然會胖，但還是想一個人吃完半半炸雞再睡

夜食症候群的深夜飢餓告白

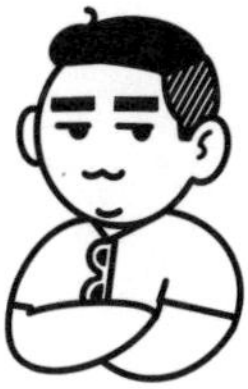

오늘 밤은 굶고 자야지

朴相映 박상영

Tina 譯

目錄

01

這個世界上沒有比上班更討厭的事了

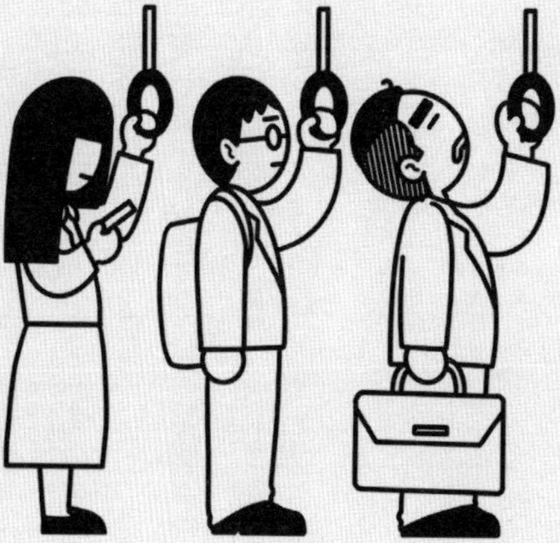

大清早起來後，我給自己倒了兩倍濃縮咖啡，然後簡單做了歐姆蛋當早餐。在失去早晨的好心情前寫了約兩個小時的稿子，之後大概在脖子或肩膀開始痠痛時從位子上起來換了透氣的運動服，站在玄關前，把腳套進新買的運動鞋。

我來到家附近的湖邊，雖然有一點涼，但空氣中沒什麼懸浮微粒，是個適合慢跑的好天氣。我稍微伸展了腳踝後開始跑步，沿著湖邊跑個兩三圈，不知不覺兩、三小時就過去了。這就是「跑者的愉悅感」吧，我在快喘不過氣來的呼吸中，感覺到自己真切的活著。

作家的早晨，應該就像這樣吧？

才怪。

這個世界上有比上班更討厭的事嗎？雖然不知道是不是每個人都抱著這種想法，但至少就我活了三十幾年的結果來看，的確沒有什麼比上班更討人厭的了。在把準時響起、催促人起床的鬧鐘關掉後，新的一天就從飆出的髒話開始揭開序幕。

我在十年前做了眼睛的雷射手術之後，每天早上都會覺得眼睛很乾燥，甚至有點難睜開，所以我會先閉著眼睛在床頭櫃摸來摸去尋找眼藥水。按照電視教育節目裡經常出現的皮膚科專家所說，韓國大部分的男性都是油性肌膚，只是自己不知道罷了。然而每天早上看到我自己的皮膚，都很想問這種說法真的也適用在我身上嗎？因為我是極度乾燥的類型，不僅是角膜跟嘴唇，我全身上下都是乾燥的，就跟大部分的乾性人一樣，我時常會乾癢到讓人難以忍受。走進跟冰塊一樣冷的浴室，我必須往乾燥的身體潑溫水才能感覺到自己活著，像乞丐似的。不知道是不是因為新買的身體乳液太黏，每次抹上身體後都覺得褲子好像要黏在大腿上一樣，我就這樣一邊努力抓著背上某個不知道正確位置的癢處，一邊走到溫度零下的街道上。

從我家門口到公司門口大概五十分鐘上下，總共要換三次車。這對首爾市的上班族來說算很近的了。但當我要把身體擠進停在車站、已經載滿客人的公車時，我對一天的期待就這麼消失了，就如同我對人生的希望那樣。脖子後面緊貼著陌生人的呼吸，以及不知道哪裡傳來的腐臭味。我真希望可以核准發放那種專門射殺不好好刷牙、洗澡跟洗衣服之人的殺人證照。即使如此，我也無法輕易抬起頭來，或用很神經質的表情環顧四周。畢竟如果認真追蹤氣味的來源，我可能又會跟誰對到眼，而那個人又有很大的機率會認為，這個空間中塊頭最大——很可惜也就是最胖的——同時身為男性的我是犯人。這簡直是高命中率的受害者心態：我說你，你為什麼這樣看我？我每天早上都有洗澡，而且還噴了芳香劑跟香水才出門喔！我一週會洗一次衣服，也死都不想讓毛巾發出抹布的味道，所以雖然很窮還是買了烘乾機喔！所以你不需要這樣看著我吧？

算了，算了。

就這樣抵達了公司，時間是八點四十分。我沒有直接上去辦公室，而是前往位在公司一樓的連鎖咖啡廳。我總是點冰美式，從一到十二月都是這樣。

是從什麼時候開始覺得自己肚子裡會發出如火般的灼熱氣息呢？雖然已經被診

斷出有慢性胃炎跟胃食道逆流超過三年，但我還是戒不掉早上來一杯冰咖啡的習慣。我靠在大概有五萬人坐過的沙發上嘆氣，一邊啜飲著咖啡，彷彿它可以延長我那不知道會在什麼時候用盡的壽命。我呼出一口氣，此時不知不覺手錶指針已指向八點五十五分。我趕緊拿著剩大概一半的咖啡，搭上往辦公室的電梯。

大部分的組員已經在工作了，我盡最大的努力，不發出聲音地將包包放下，按下桌上型電腦的電源。然後安靜地，用真的連螞蟻都聽不到的微小聲音，從書桌抽屜拿出刷牙組，然後擠出牙膏。我用比任何人都還要端正，但不發出鞋跟聲音的姿勢，輕聲地往化妝室前進，這時坐在對面的（萬年代理）吳某叫住我。

「那個，朴代理，我之前好像就告訴過你了。」

「嗯？」

「上班時間雖然是九點，但不是叫你九點才到，是要你提早十五分鐘，然後在九點前做好開始工作的準備。」

我微微笑著，什麼話都沒有回。不然你一開始就在工作契約上寫上班時間是「八點四十五分」啊！我重新回到位置彎身坐下，並登入公司內部的通訊軟體，裝作在工作，讓沾著牙膏的牙刷就這樣放在書桌上。

「不愧是你啊，麥可。」

「麥可」是崔次長在上班時給我取的綽號，因為我就跟美國人一樣準時上下班，而且對於位階高的人會用不怎麼溫和的態度說話。任誰都會覺得這個稱呼明顯是在找麻煩，但無所謂，我不是很在乎他們怎麼稱呼我，不管是叫我麥可還是麥可爺爺，都不關我的事。只不過我會有點擔心，害怕他們給我取了綽號之後，就好像跟我很親近似的，開始隱約強迫我加入他們的社交活動，所以我一直繃緊著神經。

正當我靜待刷牙的時機時，組長跟我搭話：

「沒有啦，我上次一大早就看到相映在公司前面的咖啡廳喝咖啡耶？」

不會吧，你又是怎麼知道的？果然年紀大的人就是無法忍受職位比較低的人喝那該死的咖啡。但他說的沒錯，要截稿的時候，我會每天凌晨五點起床，在公司附近的咖啡廳找好位子坐下，一直寫作到上班時間。

我有一個沒人好奇的祕密。

我是在二〇一六年踏入文壇甚至出了書的小說家。我是個從九點工作到六點的白領上班族，並同時擠出零碎時間寫作的「兼職」勞動者。

公司同事大部分不知道我過著這種生活，不，應該說不知道我是個作家。他們也不可以知道。倒也不是因為什麼了不起的理由，不過也許是因為我寫的小說裡，有在宰桐部隊[1]裡做愛的同志、在ＩＧ裡無可自拔渴求關注的人、拚命劈腿的戀人、偷拍的受害者、自殘的孩子等人物的關係？

其實那些事情並不重要，因為就算我說自己是作家，硬是去買我的書的人……呃不是，會用自己的錢買小說的人，在我們公司並不存在。儘管如此，我還是不想讓公司的人知道有關我的任何情報。就好像回應我這種期望似的，在辦公室裡，大家看我就跟看一個長毛的靜止物沒什麼兩樣。大家只知道我是國文系研究所出身，胖胖的朴代理。

「朴代理幹嘛這麼早來？該不會是……運動？」

組長這麼問了之後，崔次長跟吳代理同時大笑。我也裝作沒什麼的樣子跟著笑了。我一邊笑，一邊安靜地拿著牙刷走出辦公室。然後以最快的速度進入化妝室，把嘴巴裡乾澀的舌苔和咖啡汙漬刷掉。

這名站在鏡子前的男人，臉龐十分臃腫，臉頰下垂，看起來心術不正（外貌反映內在）。抓著牙刷的手到底是人手還是獸爪，又短又粗，跟橡皮擦一樣難以分辨；襯衫的扣子也像快要爆掉似的。這是在網路上大尺碼服裝專賣店裡一＋一大清倉時剩下的商品，一看就知道是過時的款式。不過沒關係，對我來說這是工作服，沒必要特別追求審美。

但為什麼我會有想把鏡子打碎的衝動呢？

真是難以忍受。

我抱著這種難以忍受的心情，繼續處理一點都不重要也無意義的工作，偶爾偷偷使用通訊軟體，就這樣度過上午的時間。十二點的鐘聲響起，組員們把錢包跟手機放到口袋，而我仍舊坐在位置上。組長看了我一眼說：

「朴代理今天也自己吃啊？」

「對。」

「你帶便當嗎？」

1　辛桐部隊，正式名稱為伊拉克和平重建師，是大韓民國陸軍於二〇〇四年九月至二〇〇八年十二月間，派遣至伊拉克北部庫德斯坦地區的分遣部隊，主要負責在伊拉克戰爭中執行維和警備及地方重建等任務。

這個問題他已經問超過一百次了。大概又是在明示我，如果不跟團隊一起吃飯，會無法融入他們。我裝作沒發現他的意圖，用比任何人都還要純真的表情回說「中午用餐愉快」。

辦公室就剩下我了，終於迎來了寧靜。大家都離開的辦公室安靜得像在鯨魚肚子裡。我東看西看，好像怕被發現犯了什麼滔天大罪般打開書桌抽屜，拿出蛋白粉跟雪克杯，並將蛋白粉倒入杯中。我走到飲水機那裡給雪克杯裝水，之後有點手忙腳亂地開始搖晃。我還從辦公室冰箱裡拿出一個裝在黑色袋子中許久的冷凍地瓜。我嚼著冰冷的地瓜，覺得快噎到的時候就喝乳清蛋白，把乾乾的地瓜吞下去。這就是我過去兩年的菜單。沒錯，我正在減肥。其實全韓國五千萬人口中就有一半的人總是在減肥，我為什麼還要這樣看人臉色？

我要坦白的事情還有一件：我在去年冬天晉升成代理，體重也終於超過一百公斤（無法確定兩者之間的關聯性）。在體重超過三位數之後，我乾脆直接放棄量體重，所以現在可能又更重了。我右腳膝蓋會痛，就算只爬一層樓心臟也跳到不行，不只開始覺得公車或地鐵的椅子很窄，甚至在市中心百貨的品牌裡也找不到可以買的衣服。早上一杯美式咖啡，中午吃乳清蛋白配一兩個地瓜的人，為什麼還會是這樣的體重，我也覺得很不可思議。

騙你的。

這個世界上最知道為什麼體重會這樣的人就是我自己了。除了之前我告訴過你的慢性病（胃炎、胃食道逆流、乾眼症），我還有一個令人困擾的老毛病，就是所謂的「夜食症候群」。這個長久以來已經為一般大眾所熟知的夜食症候群，是最可以簡單明瞭說明我生活模式的詞彙。

下班之後的三四個小時我會在公司附近的咖啡廳裡寫作，回家就快十二點了。洗澡後躺在床上時，會有股讓人無法忍受的飢餓襲來。我曾試著下定決心要自制，今晚絕對要餓肚子睡覺。但是用力閉上眼後，卻還是因為飢餓感而睡不著。你說只要吃可以稍微降低食慾的簡單堅果類或熱牛奶、水煮蛋就可以了是嗎？這我當然試過。然而就算抓十把杏仁放到嘴巴裡，也還是解決不了我那野火燎原般的飢餓感。最終我還是拿起了手機，打開外送APP。

今天的菜單是無骨半半炸雞[2]。五十分鐘之後我的房間就充滿了香噴噴的炸油味。這個人生的滋味還真是孤獨又溫暖。我配著索然無味的綜藝節目，不知道自己為什麼在笑。直到把一整隻雞都幹掉後，那渴望到不行的困倦感才終於出現。如果我現在馬上躺下，胃酸一定會逆流，但我實在抵擋不了瞬間襲來的睡意。我想著，如果現在不睡覺，明天一定沒辦法去上班，我現在一定得躺到床上去，然後明天晚上一定要餓肚子睡覺。

2 混合口味的炸雞，通常一半原味一半調味，或是其他口味綜合。

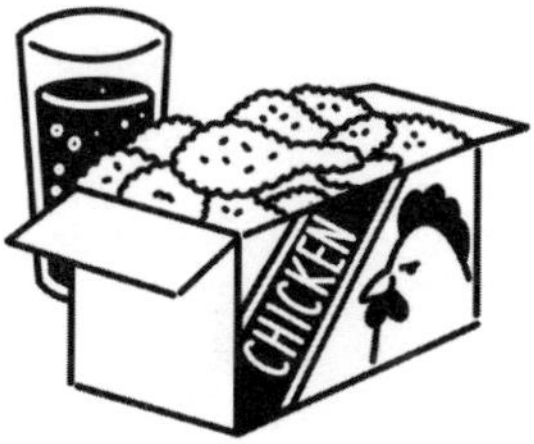
CHICKEN

02

肥胖跟瘋狂的歷史

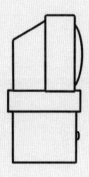

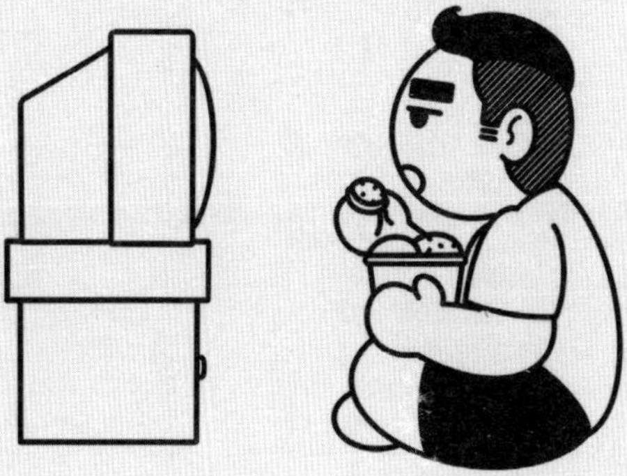

我今天也是一到下午六點就從位置上站起來。然後像小偷般小聲地說：

「我先走了。」

從資歷二十三年的組長到資歷七年的吳代理，沒人要下班，甚至根本沒什麼人打算站起來，但我無所謂，因為我是在約定好的時間內拿約定好的錢做事的勞動者，還因為工作態度像美國人，而獲得「麥可」這個稱號。我們組的人太常叫我麥可，甚至有其他組的人以為我真的是從美國來的僑胞，或至少是從美國大學畢業的。然而讓他們誤解我還覺得比較輕鬆。畢竟我知道大家都覺得午餐或聚餐都不參加的我，是個社交生活（字典上的正確定義雖然不知道是什麼，但總之就是那個）能力不及格的怪胎。

自從我下定決心，反正有什麼不如意就乾脆辭職不幹之後，所有的事情就輕鬆多了。我一點也不在乎。

騙人的。

若是真的不在乎他人看法，應該也不會有這些有的沒的想法吧。

我的個性跟我看起來就像壞人的長相不同，我其實很小心，也很會看別人臉色。只不過我決定將寫作當作我的本業，將公司的工作當作是副業罷了。下定決心是一回事，個性又是另一回事。雖然我還是會看人的臉色，但仍決定按照自己的想法做事，用那想像不到的內在能量……。

六點整，我往辦公室門口走去，後腦勺有點癢癢的，（我穿的是跟運動鞋差不多的舒適機能皮鞋，不太會發出鞋跟的聲音，但我還是）莫名努力不發出腳步聲。辦公室老舊的門好像發出太大的摩擦聲了，我似乎幻聽到有人叫住我，於是趕緊把門關上後奔出公司大樓。

走到街上時，我還懷抱著堅定的意志，想著今天一定要運動。但一接近健身房，原本緊抓著背包帶子的手卻鬆開了。

昨天沒去，所以今天一定得去，但是脖子後面為什麼這麼痠痛呢？腰好像也不太舒服。我今天的確很認真工作。我好像在哪裡聽過，若是以這樣僵硬跟疲勞的狀態去運動，會有很大的機率受傷。不僅效率降低，搞不好還會嚴重流失肌肉。一週有七天，其中只要四天，只要運動四天就可以了，今天不去也行，不是還有明天嗎？對嘛。

我轉往反方向，往公車站走去。突然包包好像變輕了，不舒服的脖子也鬆了。莫名覺得心情很好，甚至開始哼起歌來。我就這樣抱持著既然沒運動，那今天晚上一定不能吃消夜的決心，上了下班的公車。

公車上當然是滿的。層層套著的衣服好像都被汗浸濕了，快要無法呼吸。啊，真的，人類真討厭。上班族裡真的有那種真心不討厭他人的存在嗎？我討厭死人類了，而且為什麼現在肚子又餓得亂七八糟了呢？我在人滿為患的公車裡掙扎了幾十分鐘，才艱辛地在社區的車站下車。雖然可以轉搭社區公車到家門口，但我沒有再次擠進人群的自信，就決定只用走的了。既然沒去運動，這點距離當然還是要用走的啊。

我把手機拿在手裡，往家的方向慢慢前進，卻覺得眼前總是浮現外送的APP。我刪了好幾次這個救火隊，卻每到半夜又重新安裝……這個APP真的是來毀滅我的。今天壓力超大。我下班前有喝乳清蛋白，不管怎麼想都應該要控制熱量的攝取，但我的身體很奇怪，就算肚子不餓，卻還是會感覺到飢餓感。正確來講，該說是我的心裡覺得空虛嗎？我打開月曆APP，讀起之前寫下的每日（其實只能說是決心）計畫：

「一天熱量控制在一千三以下。肌肉運動一小時。有氧五十分鐘以上。初稿產出五張以上。」

中午因為敗給飢餓而吃了鹹的鯷魚湯麵，也沒做肌肉運動跟有氧，今天一天就跟毀了沒什麼兩樣，和其他日子差不多。不過……沒關係。我習慣這樣的自己。

有計畫的、遵照計畫過活的人生是什麼樣子呢？別人我不知道，但至少就我來說，我的生活中沒有一件事是按照計畫完成的。天生就好吃懶做的我，以前是個非常愛放假，但也為放假所苦的孩子。雖然不用去煩人的學校很開心，但在沒什麼該做的事的狀態下，就該自己規劃好該做的事、擬定計畫生活，但我完全沒有這種天賦。我總是躺在沙發上，看電視虛度光陰，度過空虛的一天。

每晚上床睡覺時，會有那種天花板要掉下來的感覺。那種心情不只是天花板，而是整個天空、世界，還有我要忍耐的明天、我的人生，全部都壓在我身上的感覺。當心跳加快，耳邊開始傳來因為高音警報而產生的耳鳴時，我會盡全力忽略那個聲音，摩擦冰冷的手，坐在床頭，看書看到凌晨，再像昏倒一樣睡死。沒睡好的隔天一定會睡很晚，然後又用疲憊的身軀躺在沙發上，像僵屍一樣看著電視。整個假期我都像這樣在跟睡眠戰鬥，還不如去作息時間正常的學校比較好。

我是在高中三年級才知道我這種症狀是有點特殊的病。

我跟當時大韓民國所有的考生（就像《天空之城[1]》的藝瑞）一樣，為超越極限的壓迫跟壓力所苦，我的症狀變得愈來愈嚴重，並在入學考試的時候到達頂點。我那時還有第一學期推甄的制度[2]，可以申請的大學數量也沒有限制。我很想趕快從令人鬱悶的故鄉跟入學考試地獄中逃出來，於是把申請文件寄給了幾乎所有位在首爾的大學，然後考了所有申請大學的考試。問題是只要到考試前夕，我就會整晚因為耳鳴的關係無法入睡，或是在淺眠期間做惡夢，結果只睡三十分鐘就醒來。在入學考試那一週，我還曾經一整個星期都做了像連續劇一樣的夢（穿白色衣服的人拿斧頭追我，我在全世界不停奔跑，跑了又跑……）。雖然我也有幾個比較容易敏感的朋友睡不

1 為韓國JTBC於二〇一八年播出的連續劇，此劇講述韓國上流社會的「Sky Castle」中，一群欲扶助丈夫事業和培育子女成為二代貴族的貴婦故事。

2 韓國一開始的推甄入學時段分有第一跟第二學期，但因為第一學期就推甄上的學生會影響整體高三學習的氣氛等原因，第一學期推甄只實施到二〇〇九年，從二〇一〇年起廢除，只實施第二學期的推甄。

好，卻沒有人像我一樣每次考試都睡不好、耳鳴，甚至有胸痛之類的情況。

再這樣下去真的不行，所以我只好跟父母求救，最後被他們帶去了大學醫院。我去了心臟內科跟神經外科，最後到了精神健康醫學科（當時的精神科）。在幾次的心理測驗跟血液檢查、心電圖檢查之後，擁有常春藤大學博士學位的專科醫師給我的診斷名稱，是躁鬱症與因其引起的恐慌發作。

專科醫師請父母來到醫院，告訴我們三個人都必須進行藥物搭配諮詢的治療。然而父母拒絕了他們自己跟我的治療，非常符合五〇年代出生之人（基於無知）認為留下精神科診療紀錄，會對未來人生造成不良影響的偏見。再加上他們不想改變過去貫徹人生的思考方式，也就是說，這個選擇含有不想面對散落在自己人生中各種問題的意志。他們單方面決定放棄治療的那天晚上，壓在我身上的天花板重量，比任何時候都要來得重。

我有一種在廣闊的世界、漫長的人生中，完全被獨自留下的感覺。

不久後，我用自己的力量找到贏過這些症狀的藥——盒裝餅乾跟桶裝冰淇淋。我畢竟也需要一些安慰自己的東西，這點食物應該還好吧？又不是菸跟酒，就只是一直吃零食而已。

就是從那個時候開始，我只要一回家就放《六人行》或《慾望城市》之類的美國情境劇來看，然後吃著堆積在家裡的餅乾。那個瞬間，是我一天中唯一能讓心靈休息的時間。當然，我並不知道當時的那個選擇，會成為一切軌跡的開始。真的，我作夢都沒想到。

高中三年級的尾聲，我經歷超過十次的落榜後，終於考上一間位在首爾的大學。離家時我比以前胖了至少十五公斤，然後在第一學期結束前把那些脂肪都減掉了。但喝酒後卻又再度胖回來，然後在鏡子裡看到自己鼓起的肚皮又開始餓肚子……。那段時間我胖了又減的脂肪重量，合起來足足超過一百公斤。

平常我吃的量不多（胃不好，所以吃不多），行動也不是慢吞吞的，從習慣的層面來看也有在（零零星星）運動。朋友經常對這樣的我說：「你只要睡前不要暴飲暴食就可以了。」

我知道，我知道啊。誰不知道啊！

三十一歲的我被發現有椎間盤突出、胃炎、胃食道逆流、大腸激躁症跟躁鬱症等共五種慢性病。這些病症在職場生活的第二年後開始惡化，因此開始在醫院接受用藥處方。早上的藥跟晚上的藥加起來總共十二顆。想著吃藥之後應該又會再胖超過十公斤，真不知道當時父母的判斷是否正確。

我的手指甲很常會長倒刺，所以我總是把指甲剪放在床頭，一到早上就把夜裡長出來的倒刺剪掉，我會避開肉以免流血，日復一日。而吃藥就跟剪倒刺一樣。我今天也吃了十二顆藥，然後躺在床上，想著我忍受、經歷過的所有事，最後竟然只迎來這種人生，內心感到無比淒涼。

我還感覺到一股想點開外送APP的衝動。現在點餐的話，就必須晚一個小時睡覺，想也知道會一整晚胃酸逆流，說不定上班也會遲到，明天一整天肯定完蛋。我沒有時間沉浸在感傷中，只好再次把眼睛閉上，一邊想著今天晚上一定要餓肚子睡覺。

03

只要減個肥看起來應該會不錯喔？

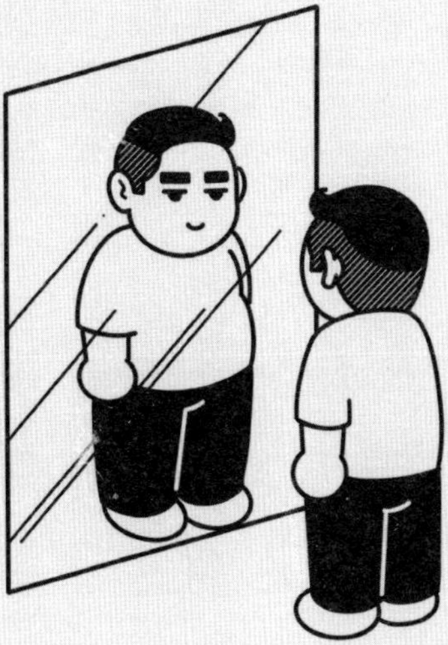

坐在我旁邊的職員A進入公司一年，是個很一般的韓國二十多歲後半男性，也是（那個有名的）九〇年代出生的人。他不在座位上的時候，組長就會背著他脫口說出「那個讓人摸不著頭緒的九〇後」。感覺組長好像把我當成「自己人」，但那是因為組員中沒人把（雖然年資是管理階層，但因為個性衝動，敵人很多，對公司內的政治愚鈍，因此跟斷了線的風箏沒兩樣的）組長的話聽進耳朵裡。我雖然也沒對組長抱著什麼善意，卻也不想因為站在誰那邊而被牽連進公司的鬥爭，所以像個機械般努力維持中立。只要組長跟我搭話，我就會給他點點頭，不會明目張膽地無視他。也許是因為其他人都直接把組長當空氣，即使我只是點點頭，好像也變成是在支持他。

最近組長突然常常親近地跟我搭話。對話的內容大部分是在罵新職員A，說他就如同「最近的年輕人」一樣，沒他人的允許就比自己早下班（這我也一樣），如同「最近的年輕人」一樣，不自己找事情做，只處理被分配到的工作（我也是），如同「最近的年輕人」一樣，如果分配比其他人更多的工作給他，就會毫不掩飾地表達不滿（我連額外分配的工作都不接受）。

「從朴代理的角度來看，是不是也覺得九〇後的有點奇怪？」

組長說的「九〇後」特徵其實跟我沒有太大的差異，我雖然想自我防衛說，我是走的稍微前面，擁有九〇後風格的八〇後！但我實在太清楚，我不過是個社交生活失敗的落後之人罷了。

總之，組長說個人主義傾向強的A似乎也挺聰明伶俐，他知道聚會時坐哪個位子比較有利，也會看人臉色，跟其他組員馬上就處得很來。甚至在進入公司沒多久，就加入公司足球聚會或撞球聚會等內部團體，週末也很積極地參與活動。說不定他是球類運動的超級粉絲，或是跟（太過輕率定義的）九〇後有很大的不同（說不定我這種毫無連貫性跟讓人摸不著頭緒的地方，就是上一輩人說的九〇後模樣）。

我以旁觀者的角度觀察辦公室的所有角力關係——想著「盡是一些讓人疲累跟失望的事情」——最終下定決心辭職。

就在某個午休時間，我跟往常一樣，在座位上慢吞吞準備吃自己帶來的便當，但我卻遇上了一場意外的對話。
平常頂多打打招呼的A突然跟我搭話，問我今天天氣不錯吧？我一邊想著你就管好你自己吧，幹嘛突然這樣，一邊隨便回應幾句，結果A突然問我：
「不過朴代理，聽說……你是作家？」
「不是啊。」
我反射性地說謊，背上起了雞皮疙瘩。不是，你到底是從哪裡聽來的啊？
「唉唷，我在NAVER[1]上搜尋過了。有看到說你是作家耶！」
天好像塌下來了。既然我說不是你就當不是吧，幹嘛打破砂鍋問到底啊！你該不會讀過我的小說吧？難道因為他是公司附近的男高畢業又讀工科大學，陸軍退役後考多益進入我們（全部只有男性，雖然官方表示沒有，但明顯有性別篩選的）公司，就認為他不會讀小說，是我基於偏見的傲慢嗎？如果他真的讀過我的書怎麼辦？或者在公司散播謠言？算了，什麼謠言啊，我是作家這件事又不重要。看我什麼話都沒說，A又問：

「真神奇，我旁邊坐著作家耶！你是在NAVER Webtoon[2]之類的地方連載嗎？你是怎麼成為作家的？是像新春文藝[3]那一類的嗎？」

「啊，那個沒辦法在NAVER上看……也不是新春文藝……就是……類似的東西。上研究所的時候偶然……但是你是怎麼知道的？」

他說是圖資系出身、伺服器管理組（屈指可數的女性新人）同期[4]告訴他的。我們

1 韓國最大入口網站。
2 NAVER的網路漫畫平台。
3 韓國由《東亞日報》舉辦的文學獎。

公司竟然有會讀書的人，這不就代表至少有兩個人知道這件事嗎？啊，我真想死。

我也知道自己很奇怪，不就是為了給大家看到，才寫作還出書的嗎？結果竟然是這樣的反應。但是我的文章是自己的心靈展場，我不想被別人發現自己如同戰場般充滿荒煙蔓草的心情應該也很正常吧？不會被識破的，我的真心或敵人之類的絕對不會被發現。我只會像容易被遺忘的存在一樣，如同靜止的物品在這裡停留一陣子，然後在某天突然消失。

我一邊下定決心，一邊為了逃避目前的窘境而從位子上站了起來。我跟他說要去吃午餐（隨便瞎掰，然後可能去個化妝室之類的），但是A不懂看人臉色，繼續說：

「但是，那個照片啊。」

「嗯？」

「就是那個在NAVER的大頭照，可能是以前的照片吧，跟現在完全不一樣。」

「嗯……對啊。」

雖然我裝作不在意似地回答，但那其實不過是一年前到曼谷玩時拍的照片。就像其他人類一樣，那是從數千張照片中選出最好看的一張。但是看你Kakaotalk[5]的大頭照跟實際長相的差異，坐在你旁邊的我，不管是外貌還是大頭照，好像都不是什麼大問題耶？

「如果減肥，然後身材控制一點的話，應該會很受歡迎吧？代理你很像是一張還沒刮的彩券喔！」

4 同時期進入公司的人。
5 韓國人普遍使用的類似line的通訊軟體。

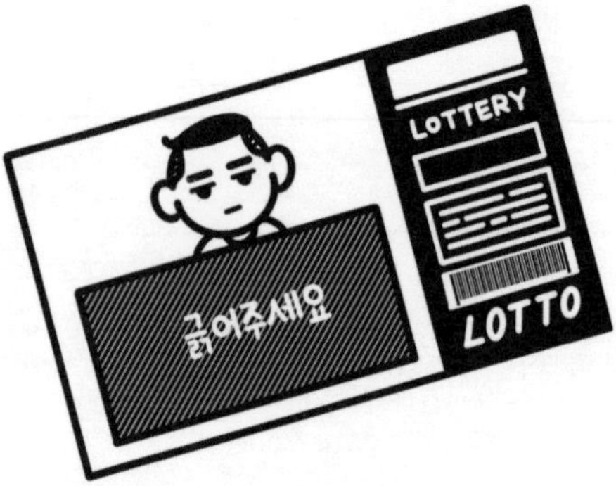
긁어주세요
LOTTERY
LOTTO

A似乎把想說的話都說完後就出去吃午餐了，被留下的我卻好像身體各個地方都被揍了一拳。他憑什麼評斷我的外表啊？為什麼他可以這樣任意對變胖的人的身體說三道四？還什麼沒刮的彩券咧！我明明就比任何人都還要努力活在自己的現實當中，為什麼別人可以這樣任意規定我該成為什麼樣子啊？

當然我也知道他沒有惡意，甚至反而是帶有稱讚的意味說了那種話，但那問題更大。上了年紀的部長就別說了，受過人權情感教育長大的世代，難道不知道議論他人的身體是很過分、失禮的嗎？

不管是醫學層面，還是美學層面，社會有所謂的正常體型，默認苗條為美，變胖即代表無法擁有權力。也就是說，對弱者特別刻薄跟嚴格的韓國社會，包含我在內的大部分肥胖者，每天都直接或間接暴露在必須「變正常」的暴力視線中。

不過我身為肥胖的「男性」，狀況可能還比較好一點。社會對於發胖女性的鄙視跟批評，根本是超出想像。

每當女演員或歌手稍微變胖，總會出現那種變胖了、自我管理失敗（根本不知道是要管理在什麼範圍內）、職業精神不足之類的留言。真要說的話，演員是演戲的職業，歌手的本業則是唱歌，為什麼苗條的身材要被理所當然地包含在職業素養裡啊？

不久前有一名演員減肥成功而引起話題。她作為演員，穿梭在舞台跟螢幕之間，累積了比任何人都還要豐富的經歷，也曾經獲得優秀獎項。我以前也看過幾次她的演出，並且在那之後變成她的粉絲，也經常會找她的報導來看。減重前那些報導總會出現很多類似「還沒刮的彩券」的留言（稍微減一點會更漂亮、應該為了健康減肥……等，根本無關報導主題），也不時會出現充滿批評的詞彙跟對肥胖百般厭惡的內容。即使在她（為了角色）減肥後，狀況也沒有變好。到處充斥著減肥後看起來變老了、胖一點比較好、減肥後比較好看、就算餓肚子也是不會中獎的彩券……之類以批評外貌為主的留言。

這些人根本不在乎她過去這麼長一段時間，為了累積良好經歷，拚死做了哪些努力。她作為演員的價值或存在被徹底地無視，只剩下體重的變化與人們對肥胖的厭惡。連身為第三者的我來看都覺得那麼悽慘了，她身為女性，又是必須不斷受他人評價的職業，對她來說這種殘酷的現實，嚴苛到我無法想像。

也許是因為我多少有點九〇後的感性吧（？），我實在不了解為什麼要對他人的身體、臉蛋跟生活說三道四。只要各自用自己喜歡的模樣生活不就好了嗎？那些打一開始就想要修正他人體型的話語，對我來說有點違背常理。

「〇〇的眉間像大西洋一樣寬，如果做開眼頭手術應該不錯喔？雖然才四十中旬，但看起來像已屆花甲的姜部長，那讓人分不出是額頭還是頭頂的部位，如果移植四千株左右的毛髮，看起來可能就會跟我的年紀一樣了。吳組長，如果眼瞼下垂矯正跟雙眼皮手術一起做，看起來總是很累的眼神應該會更加輕盈……。」

如果我在日常中把任何一個剛才列出的句子說出口，應該會變成非常無禮的人吧？這些的確是很沒禮貌的話。

但是為什麼有人可以若無其事地說出「只要減肥應該會很不錯」之類的話呢？到底是誰賦予他們那張嘴任意七嘴八舌的權利？政府？媒體？說不定他們想看著自己比過重的人相對接近「正常體重」的模樣，好確認自己握在手中的權力吧。

是啊，但我憑什麼罵人呢？在（除了公司之外的）社交場合中，我的確會先站出來抛出有關厭惡肥胖（也就是以貶低自己為基礎）的玩笑。

我透過先罵自己，來忍受其他人對我的羞辱，因為笑容就是最簡單的防禦機制。不只如此，我還在入口網站、書的折口上放上比本人更顯瘦的照片，根本比任何人都還擁護「正常體重的神話」。

我這個全世界最害怕鏡子的一介胖子，只能一邊下定決心，想著今晚一定要餓肚子睡覺，一邊努力進入夢鄉。

04

名為請帖的無限地獄

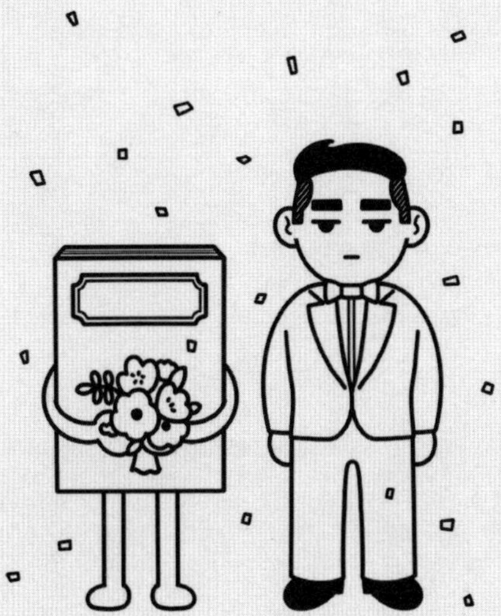

每次只要一接近截稿時間我就會睡眠不足，心情也會比較低落。特別是初稿寫不出來時症狀就會加重，這時就會覺得，只用來應付一般日常情況的早晨咖啡，內含咖啡因實在不足。

就是因為這個原因，我才會在午餐時間一到就迅速帶筆電袋到星巴克。畢竟它是可以同時滿足高容量的咖啡因與簡單充飢，以及能愜意執筆的環境。

我在找位子的時候，發現平常愛坐的靠窗位子滿了。像我一樣略過午餐直接來星巴克，就只為了脫離職場社會的靈魂竟然這麼多，我感受到一股莫名的同志情誼。我一邊坐到大桌的位子，一邊把筆電拿出來之後，無心地瞄了一下前方，結果看到剛進大學時很親近的同屆哥哥往我這邊走來。

我反射性地聳了聳肩膀，想表現出認識他的樣子。不過他的視線掃過我之後，就朝空位而去。我裝作什麼事都沒發生一樣回到座位，卻藏不了尷尬。我變得再怎麼胖，也不至於完全認不出來吧？算了，反正打了招呼也只會帶來麻煩，還是工作吧。我重新開始敲擊鍵盤，卻也一直笑出來。不過這時旁邊有人拍了我的肩膀。

「請問你是朴相映嗎？」

「什麼嘛，哥。我有這麼難認嗎？」

同屆的哥哥哈哈大笑後，說你真誇張（？），然後坐到我旁邊的位子。哥哥說「我也胖很多」（雖然沒我這麼離譜），以前尖細的下巴塌了，眼睛下方也黑漆漆的。我們隨意地問候對方（你最近過得怎樣？我上班啊，哥呢？喔，我也是在這附近的哪裡上班……），並分享一點都不好奇的大學同屆的近況（誰結婚之後生小孩，誰成功離職，誰去了英國留學，誰不只結婚還離婚了）。在講著各式各樣的話題之後，對話就開始斷斷續續的，我心想差不多是時候各自回到座位上時，哥哥還是繼續問一些沒意義的問題持續對話。接著他突然拿起手機：

「我們保持聯絡吧。」

手機桌面是一個美麗女性的照片。我慢慢輸入號碼，疑心也漸漸湧上。這個哥哥該不會是想寄喜帖給我吧？我用非常小心地口氣問他：

「這位是誰啊？該不會是……女朋友？」

「你在說什麼啊，這是 IZ*ONE[1] 的玟周啦！」

我重新打起精神一看，真的是玟周。原來！別說是女朋友了，哥哥已經單身超過一年，還說如果有不錯的女生要介紹給他（他講這段話時的語氣是當天最真摯的）。後來哥哥馬上露出他特有的表情道別，我則用遇到哥哥當藉口，放棄了那天的工作。雖然懷疑善良又單純（？）的哥哥讓我覺得抱歉，但到了我這樣的年紀可不能只看表面，畢竟我有過幾次類似的經驗。

不久前，我在學生記者時期為了取材共見過兩次的新聞來源人，突然在 Kakaotalk 上開心地跟我打招呼。

「相映，你過得好嗎？」

我為了藏起真正的糟糕個性並維持社交禮貌，就回答啊好久不見、過得好嗎？然後，像出牌後一樣待機等候。

對方提到我去年出的小說名稱，並說自己是相映的粉絲。我跟平常給人的遲鈍印象不同，瞬間爆發力很強，所以聽到再怎麼讓人為難的問題，我都能邊笑邊快速地回應（那無關我的真心，而是順著脊椎的反射神經回答）。但是遇上看過我書的人，卻不知怎地好像變成被抓到的罪人，我像吃了河豚毒素似地，變得全身麻痺。我瞬間忘記該說什麼，對方則繼續說著有關我作品的感想，然後說有跟周遭的人推薦我的小說等等。我說啊真的很感謝，謝謝，像機器一樣回答，盡全力藏住驚慌的心情。

1 經由韓日合作選秀節目《PRODUCE 48》成立，於二〇一八年出道的期間限定女子音樂組合。

「啊對了，我要結婚了。你有時間的話就來玩吧。

不要覺得有負擔。」

手機畫面明亮浮現了他的電子喜帖。看到那不知看了幾千次的照片、幾萬次的文句，我的心涼了下來。叫我不要有負擔？我覺得現在跟你的對話超級有負擔的耶……。

不過，這點程度還算好的。曾經有大學同屆突然邀請我進了有五十人的群組，發了請帖之後消失；或是明明知道是相互討厭的職場同事，卻還放了請帖在辦公桌上；郵箱上插著根本不知道存在與否的親戚的請帖等等，這種事情對我們來說都時有耳聞。

特別是去年秋天，請帖熱潮實在太過猛烈，我甚至每週都會在群組裡收到幾張請帖。工作持續累積，截稿時間即將到來，而我就快要爆炸的某天，實在再也無法忍受一直響起的訊息提醒鈴聲，於是在 Kakaotalk 的自介裡寫上「不要寄請帖給我」

後，退出了所有的群組，之後便以輕鬆的心情入睡。

雖然睡醒之後一看，感覺好像太自以為是（實際上的確是自以為是），所以又馬上刪掉了……。為什麼所有的宣言在說出口的瞬間，都會看起來這麼惹人厭又沒邏輯呢（好比「今晚要餓肚子睡覺」之類的）？

儘管我這麼說，但並不代表我反對結婚制度，或是對他人結婚有抗拒心理。親近的人結婚時，我也會真心祝福，我甚至曾在幾個非常要好的朋友婚禮上擔任主持或唱婚禮祝歌，比任何人都還要積極參加（甚至以這樣的經驗為基礎，寫了名為〈在喜〉的短篇小說，還把它拿去賣了）。但每次收到那些我一生中沒見過幾次的人的喜帖時，就只覺得茫然跟厭煩。未婚的四十幾歲前輩曾跟我透露，他在過去這段時間發出去的禮金大概都超過一台中古車的價格了。這不得不讓人思考起，一種環繞喜帖的拜金主義。

現代人主要分為兩種：

一、已經結婚或預計將來結婚的人。
二、對結婚沒興趣或決定不結婚的人。

一號的話，就算彼此不是那麼熟，從互助的層次來看，也是一種「公平的交易」關係。但是這個世界上有很多的二號。對結婚有恐懼的人、將來也沒有打算結婚的人、不想為了一點都不熟的人拿出十萬韓元[2]左右的禮金和擠出寶貴的週末時間的人……一號跟二號就如同水和油一樣不相溶，但看起來一號似乎沒有體諒或放過二號的意思，所以才這麼執意要給根本不熟的人送請帖？

大家大概可以猜出，我絕對是屬於二號類型的（非）自發性非婚者。我從十歲開始就是個一直把「我絕對不會結婚，就這樣」當作口頭禪一樣說的小鬼，敵視結婚已經有很長的歷史。

從以前開始，結婚之類的制度對我來說就像充滿幻想的童話一般。一個人遇見另一個人，並在同一個家一起生活一輩子。在這個連山、田野跟樹木都會變的世界裡，居然還有所謂永遠的承諾。這讓我覺得害腳踝被截斷的紅鞋或穿透明衣服的國王都還比較現實。

因此，其他約定我都非常準時，唯獨婚禮總是遲到或忘記。甚至連在練習寫作期間遇見、有戰友情誼的同事作家金世喜的婚禮也沒能參加（即使我是真心想去）。沒能去的原因，是因為我睡過頭了……。對於學生時期十二年間從沒遲到或缺席的我而言，這是非常少見的事。那之後我也曾在朋友或親戚的婚禮遲到，或乾脆沒到，每次都一定有理由，但唯獨總發生在結婚之類的場合。這樣看來，說不定是我自己在無意識地盡全力避開結婚這件事。就算是我，也未必全然了解自己啊……。

對像我這樣完全沒有結婚想法的人來說，單身婚禮[3]之類的點子就很讓人感興

2 約台幣兩千七百元。
3 비혼식，直譯為「非婚式」。

趣。這是宣告這一生僅會擁抱自己而活而舉辦的盛大派對。有人可能會覺得這是專為那些失望又孤獨的作家設計的無聊之舉，但既然所有的儀式都是被創造出來的，哪有不能創造新制度的道理呢？我也覺得我好像可以跟自己結婚。

畢竟我的情況別說是結婚了，自從踏入文壇開始，就連小小的戀愛都已完全斷絕，最後更直接被朋友笑說是跟小說結婚了。我甚至在想，要不然乾脆真的跟小說辦個婚禮算了？

真要這麼做的話，我可以租個那種全國都有的圖書館或作家會館、跟外燴公司訂餐，去試穿禮服，然後將書的封面跟我的照片貼在一起，做成喜帖邀請所有人，包括那些只是萍水相逢的人。只要在會場前面配置兩個負責禮金盒跟帳簿的人，一切就很完美了……。

我一邊沉浸在這樣的妄想中，一邊一個人躺在寬大的床上，然後下了決心。為了預備不知什麼時候跟小說結婚的婚禮，我今天晚上一定要餓肚子睡覺。

05

我悲傷的戀愛

第26頁

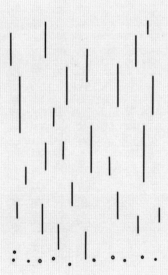

最近我身邊開始發生一些不平凡的事情，那就是感覺一輩子都會維持華麗單身一族的朋友們，竟一個一個開始談起了戀愛。有整整四年斷絕與他人肉體、情感上的交流、像僧人一樣過活，似乎會永遠單身的朋友B，突然開始烈火一般的戀愛，失去了聯絡。其中幾個朋友甚至還結了婚，到了配偶那跨海的遙遠國度去了。

回過神來一看，才發現我已不知不覺變成孤立無援的狀態，進入了只在家跟公司、咖啡廳（還有非常偶爾的健身房）間穿梭，對著人生嘆氣的階段。一到櫻花滿開的春天，我就變得害怕打開社群軟體，因為手機畫面會開始充滿那些互相相愛，並且毫不遲疑又樂意展現這些事情的作家們。

大地融雪，花開了，嫩芽長出，暖風輕輕吹拂臉頰，只有我獨自留下。而且是以一百公斤的重量……。

就像我在前面強調過的，二〇一六年踏入文壇後，我再也沒有任何的戀愛故事。作為一個雖然在過去三年約會不超過三次，可說是徹底處於戀愛寒冬期的人，我倒也不是從出生開始就這樣（？），在二十幾歲的時候，我也曾一直賭上人生不斷地戀愛。除了明明不需要賭上性命也還是賭上了這件事之外，其他就沒什麼值得一提的。

我黯然度過十幾歲的時期，好不容易在首爾的大學實現夢想的「物理上的獨立」，當時我充滿了希望。我曾相信，在經歷過去充滿各種壓迫的生活後，我將展開全新不同的人生。不過，我二十幾歲的第一頁（就跟其他人一樣）只充滿了失望跟絕望之類的單詞。我完全沒辦法跟聚集在各自租屋處談論女人的前輩變得親近。我因為分數落點而去念的學系不只很沒趣，還經常被當。我每天都喝酒，常常蹺課睡覺。這段時間似乎只成了人生的很大一段空白。

為了克服這段空白，我談起了戀愛。那時的我不太懂自己（雖然現在也一樣），不知道自己到底喜歡什麼樣的人，不知道喜歡上某人時我會變成什麼樣子，所以有許多錯誤的經歷。有些對象只像朋友，有些對象則像父母，有些對象像我從沒生過的子女，有些對象則像寵物（也就是像狗）。也許對他們來說，我也是這樣的存在吧。像孩子也像狗的那種人……

在經歷這麼多事情後回過神來，我好像得了不戀愛就會死掉的病一樣，不斷持續地談著戀愛。戀愛的結束總是痛到骨子裡，每次開始新的戀愛又為了不重蹈之前同樣的錯誤而努力。現在回想起來，就好像在做筆記一樣，有種逼迫自己要參考過去的失敗來建立更好的關係的感覺。我當時相信自己是在漸漸變成更好的人，而且總有一天會找到「答案」。

也因此，在我人生的第二十六頁，二十幾歲中段時跟D之間的戀愛故事，對我來說有點特別。那年冬天，身為大學畢業生又是待業生的我，好不容易進入一家雜誌社當實習生，靠著所謂的（連最低時薪都不到的）熱情，每天加班度日。原本預計三個月的實習時間，隨著總編輯跟前輩的心情，變成六個月、一年，像麥芽糖一樣一延再延。我盼望著正職這個未知的果實，每天疲累不堪。

這時D出現在我的人生中。D是個三十歲中段（雖然現在看起來這個年紀沒什麼大不了，但當時真的覺得很成熟又像大人），經濟上、精神上也很穩定的人。我的生活在當時沒有任何所謂的穩定，而我需要的D全都有，這讓我覺得非常吸引人。

在我加班結束很晚下班時，一定會看到D的車停在公司建築的後方。D會遞給我馬卡龍跟三明治之類的東西，跟我說辛苦了，然後摸摸我的頭。每當這時，我累積一整天的不快，瞬間就消失得無影無蹤。我們一邊往家的方向前進，一邊大聊各自無法跟他人透露的陰暗面或過去的創傷。我們也時常開心地見面，分享各自的日常（例如明顯沒兩天就會生大病的上司，或不合理的組織之類）。我和D經常談論未來。我一邊喝著泡菜湯，一邊想著自己是不是已經開始從前沒經歷過，完全能夠擁抱各自優缺點的「成熟的戀愛」了呢？說不定這次的關係會彼此相約永遠，走得長久？

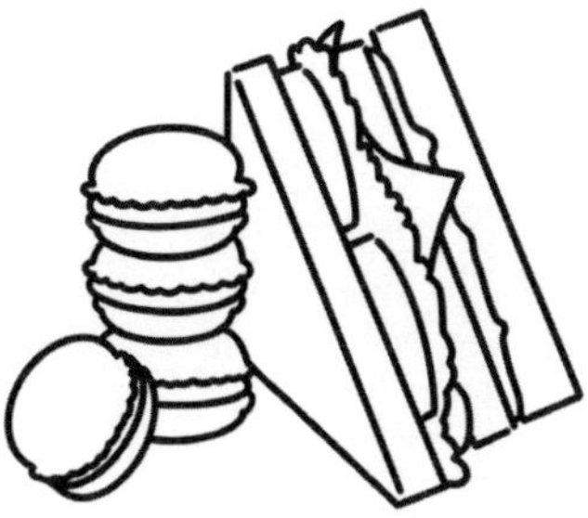

不過一個小問題發生了。交往不過三個月，我就胖了七公斤，而這件事竟成了一切的禍根。

事實上，我們的約會有八成是在一起吃些什麼的狀況下進行，不幸的是，我們能約會的時間也只有加班結束後的深夜。然而跟我在同樣時間吃同樣食物的D，體型卻完全沒變化。後來才知道，原來D減少了睡眠時間運動，是個有輕微運動中毒，經常在嘴邊掛著「自我管理」之類單字的現代人。D開玩笑似地抓起我肚上的肉，問「你怎麼會肚子都飽了還繼續吃」時、說「運動的時間本來就是創造出來的」時，我隱隱感覺到，D似乎對我感到失望。但那的確是事實。因為不管是以前還是現在，我總是非常懶惰，覺得移動自己的身體是件很麻煩的事。在壓力極大的狀況下，別說是照顧自己了，我反而還讓自己的身體像一條閒置在角落的破布般，享受並依靠那些甜蜜的誘惑。

就這樣跟D交往後過了三個季節，春天來了，我跟前輩吵架之後衝動地從公司辭職，體重機前面的數字也換了，在極度的失敗感中再次變成待業人士。我在D的公司前面像寵物一樣安靜坐著，為就業讀書，等D下班後約會。

D變得經常在我面前嘆氣。D說在壓力愈大、愈辛苦的時候，「自我管理」愈重要。我一邊笑，一邊說我會的。因為那是為了我著想，也是正確的話。D開始投入公司的新計畫後，我們見面的時間漸漸減少了。D愈來愈常在週末上班，我們對於彼此的生活模式也愈來愈不滿。我問了就算十天沒見到面，還是認為「自我控管」的時間更重要的D，是不是可以把跟我在一起的時間放在優先順位。D感覺並不想破壞自己創造出的完美日常模式，於是我告訴D我覺得很難過。D卻問我：「如果我變得肥嘟嘟的，你也會喜歡我嗎？」我似乎知道這句話代表什麼意思。因此雖然心情不太好，我還是努力開玩笑轉移話題。

「變胖當然好啊，這樣不就代表你在地球上占的份量變多了嗎？」

我說這句話時多少是真心的，因為當時對我來說，D的體型或外貌已不是這麼重要。D叫我不要想用笑聲迴避問題。但你之前不是說覺得好笑所以很喜歡我嗎……。這樣類似的吵架持續了幾次。

就這樣，我們每天都意識到彼此的不同，分分合合了幾次。

某天，我跟好不容易週末不用上班的D一起去了天空公園[1]。天氣很晴朗，第一次來到的天空公園很美麗，人們都在笑著，我久違地心情不錯。我們挽著彼此的手走上山丘，坐到長椅上。我一邊脫外套，一邊說天氣好像很熱。D說我變胖之後，呼吸聲音好像變大，健康變差了。雖然我回答說我的狀態沒什麼問題，但D一直反覆說，胖的人在找工作的時候也比較不利，最好還是減肥。我回說你可不可以不要再說這種話，就像我沒有要求你不要再運動一樣，你可不可以就接受這樣的我呢？D反駁說不知道我為什麼要生氣，然後還說了：

「你以為我是衝動才這樣說的嗎？我怕你不高興，還跟朋友商量過才說的。」

所以你是說，你跟那些我沒見過幾次面的朋友坐下來圍成一圈，討論要怎麼樣才能改變我的體型，要怎麼樣才能改善我的惰性啊？我因為從前未曾感受過的羞辱，什麼話也說不出口。

「我不是說你不好，只是漸漸離我的喜好愈來愈遠了。你為了愛人，這點程度的努力應該做得到不是嗎？」

D用堅定的語氣這麼說。在說著「我也為了你忍耐跟努力了很多」的D面前，我再也沒有任何想說的話了。這時我才深刻感受到離別的來臨。

回家的路上，我看著地上走路，灰色的人行道磚塊卻被染成更深的顏色。我看了看天空，發現竟然在下雨。我用全身淋著溫熱的春雨，覺得我人生的某些部分也

1 位在首爾市內的公園，以秋天的芒草原、粉紅色黛子草原等景色聞名。

跟著流走了。在那之後我就了職、踏入文壇、出書，達成了人生的數個成就，並在很長一段時間裡，相信自己是懶惰且令人寒心、不會自我管理、必須改變的存在。我用D跟我說的那些話，來責備我自己。我們一同度過的那些時光有多美好、溫暖，我們的關係有多深遠，我就痛了多久。

雖然已過了很長一段時間，但我到現在還是沒辦法跟使用「自我管理」之類的單詞的人變熟。我沒辦法輕易相信接近我的人，我也沒辦法在任何關係裡承諾永遠，就這樣得過且過地過日子。打起精神才發現，我已不知不覺成了每天晚上決心要餓肚子睡覺的，沒出息的三十多歲大人。

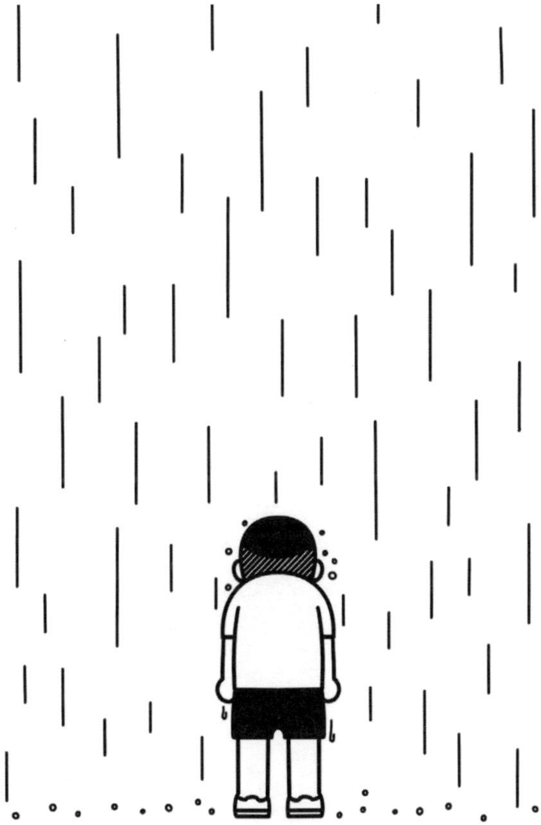

06

最低時薪編年史——Shake Shack漢堡的冥想

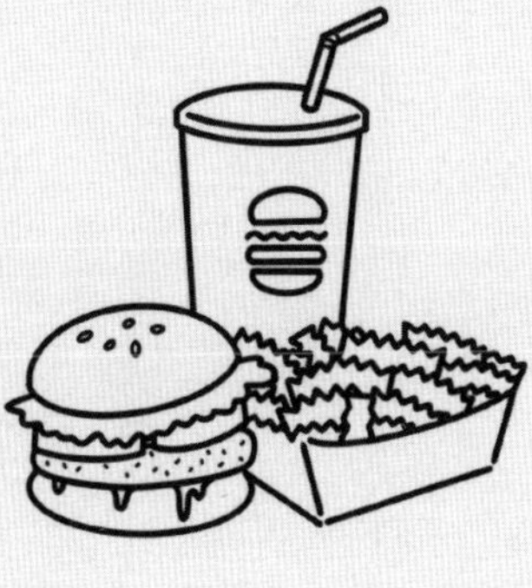

我家前面出現了一家 Shake Shack 漢堡[1]。我雖然是個每次看鏡子都會嘆氣的三十幾歲上班族，但還是下了決心想說總有一天要去一趟。

某天下班，我從公司出來後總覺得尾椎癢癢的，實在不想去健身房（雖然大部分的日子都是這樣），於是我意識到就是今天，這天終於到來了。

我沒有回家，而是向著 Shake Shack 漢堡的方向前進。

鬧區的 Shake Shack 漢堡（想當然是）人滿為患。我點了基本的 Shack 漢堡跟起士薯條、奶昔，漢堡肉的熟度則是一分熟。收銀機上面的價錢顯示接近兩萬韓元[2]（Shake Shack 漢堡的其中一個特色就是沒有套餐）。根本瘋了吧，這是多少錢啊？雖然這麼想，我卻也沒馬上取消。既然一整天工作了十三個小時，這點程度的揮霍應該沒關係吧？我這麼想著，最後還是遞出了信用卡。店裡沒有空位，我只好去占室外露台的位子。今天跟其他日子一樣，空氣品質不怎麼樣。

十分鐘後，我拿到半生不熟的漢堡。雖然好像比我知道的 Shake Shack 漢堡還要再小一點，但好像也不能怎樣，我就這麼走去放著包包的位子坐下。我用兩隻手鄭重地拿起高價的「漢堡大人」，咬了一口比起價格大小多少有點寒酸的漢堡，嘴巴裡頓時充滿美國產肉汁的味道。這是肉食者的福氣啊，這麼想著的我莫名想流眼淚。

我在二〇一九年的某天，一邊細嚼著相當於兩萬韓元的漢堡，一邊決定冥想一下，為了吃這個被肉汁浸濕的漢堡，我過去到底過了什麼樣的生活，經歷過哪些事情。

---

1 一家來自美國紐約的連鎖快速慢食餐廳，在許多國家都有分店。

2 台幣約五百四十元。

二〇〇七年，當我二十歲時，我在鐘路區明倫洞的半地下房間[3]中，開始了大學新生的生活。當時父親因衝動進行了高風險的投資，導致家道中落。我沒有餘裕支付保證金，於是這樣的我可以負擔的居住空間，就只有一個月三十五萬韓元[4]，且連吃飯也可以一起解決的半地下寄宿房。

我對我剛開始的大學生活並不滿意，在同齡間的社交生活也很不順利。我常跟一些沒啥交情的人熬夜喝酒導致經常缺課，卻沒辦法跟任何人交心。甚至經常發生爛醉如泥昏睡時，聽到蟑螂爬過的聲音而醒來之類的事情。

一個人住不到兩個月後，我就了解到一件跟父母住時不知道的事實。

人類就算只是呼吸，也一樣在花錢。

父母從不寬裕的生活中擠出二十萬韓元零用錢給我，一個月匯來一次，但對於在首爾過大學生活的我來說完全不夠。結果我很快就把從十幾歲開始存的壓歲錢和零用錢都花光了。然後開始（跟所有其他朋友一樣）在打工徵人網站上找適當的工作。在當時時薪三四八〇韓元[5]比比皆是的工作中，時薪五千韓元的打工特別吸引人。於是我毫不猶豫地點開該職缺。

派遣公司上傳的徵人公告中寫著，徵求在五星級飯店中負責早餐服務跟客房服務的人。工作時間是從早上六點到下午三點。如果時間表好好規劃，還可以聽下午的課，週末也可以休息或當家教、跟朋友喝酒去玩也似乎很不錯。「是啊，我找到最適合我的工作了。」然而過了不久，我才發現一切都是錯覺。

3 半地下屋的居住空間，通常是經濟較不寬裕的人所居住。電影《寄生上流》主角一家人就是居住在這類型的空間。
4 約台幣九千多元。
5 約台幣九十四元。

那是我在汝矣島[6]附近一間飯店的第一個上工日。我從大廳進入餐廳的入口，原本守著櫃檯、穿著正裝的職員認出我。

「打工的？」

「是的。」

他生氣地跟說我怎麼可以從客人進來的入口進來，並說工作人員一定要從停車場方向的工作人員通道過來才行。他把某個大概是他後輩之類的人叫來，那個職員急忙帶我去地下通道。不同於重新改造後輝煌燦爛、布滿大理石的外觀，跟地下停車場連結的工作人員通道，依舊是數十年前的老舊模樣。

順著工作人員通道出來，會看到放有數台客房服務推車的空間。再過去則是放滿巨大架子的食品倉庫。這裡所有的地方都很舊。像門又像牆壁之類的地方有小小的洞，我問了前輩那是什麼，結果他說是老鼠經過的洞穴。老鼠經常在麵粉倉庫出沒。看起來廢話很多的（正職）直屬前輩是個大我八歲的男生，聽說是從澳洲的飯店學校出來的。他也沒問我的名字，直接給我寫著「見習」的姓名牌，並教導我簡單的規則跟必須熟悉的字彙。

「打工仔，你去外國人房間做客房服務的時候，只要記得兩個單字就可以了。Thank you、Room Service（謝謝、客房服務）。」

他說進去跟出來的時候，只要像鸚鵡一樣重複那些話就可以了。我雖然（因為觀看美劇多年）會簡單的生活會話英語，卻沒有特別講出來。因為感覺起來，我的英語好不好、有沒有讀大學、住在哪裡之類的，對他們來說一點也不重要。我至少看得出來，裝做什麼都不會對社會生活來講比較有利。

6 汝矣島是位於韓國漢江上的一個小島，面積八．四平方公里，現屬首爾特別市永登浦區。是韓國證券交易所和韓國金融投資協會的所在地，為首爾的金融與投資中心。

當時從我住的明倫洞到汝矣島，搭公車超過五十分鐘。我每天大概在凌晨四點五〇分起床，搭約五點〇七分的第一班車到飯店。儘管時間很早，有的時候還是沒有位子坐。我很驚訝地意識到，在凌晨五點就有這麼多人要去上班。我經常在更衣室裡換制服換到一半哭出來。那個時期讓我了解到，低光度的照明跟溫暖的空氣特別適合哭泣。

由於飯店位在汝矣島附近，經常有演藝界的人會來這裡用午餐。我在大理石柱前面拿著水瓶，像家具一樣站著，一邊工作，並一邊聽ＰＤ[7]跟記者們聊天為樂。一個有名的主播也是其中一名常客，他的聲音大到連廚房都聽得清清楚楚，讓人印象深刻。跟在電視上看到的不同，他們說話沒什麼格調，也很常罵髒話。不過後來我也見怪不怪了。

早餐時間結束後，我到客房區四處轉轉收拾客房服務的碗盤。我推的（給客人看的）清掃用車不是新式的電子車，而是老舊的木車。我推著堆滿超過二十個碗盤左右的車，常常覺得腰痠背痛。裝在托盤裡的食物全部都是高價品，但回收碗盤的時候，看起來就是完美的垃圾。我抓著推車的木手把，不小心就會被木刺給刺到，而放在更衣室置物櫃的針正適合拿來拔掉我卡在手裡的刺。

"Thank you, Room Sevice."（謝謝、客房服務）

就像平常一樣，我拿著裝有美式早點套餐的托盤喊出兩個單字。很快就有一位介於青年跟中年的白人男子穿著浴袍出來。他用清楚的美式口音英語問我：

"Thanks. What's your name?"（「謝了。你叫什麼名字？」）

"I am Young"（「我叫楊。」）

---

7 指製作人。

"Haha. Hi young. You look so young."（「哈哈，楊你好，你真年輕（Young也有年輕之意）。」）

"Cause I am Young."「因為我就叫楊（年輕）。」）

"Oh, Your English is so good."（「噢，你的英文真好。」）

不然咧。

他覺得韓國人普遍英語實力很差，所以問我怎麼會說英語，我因為沒什麼想說的，就簡短地回「因為有受教育」。在那之後他還一直跟我搭話，我就用不怎麼樣的英語大概回了幾句。點了十八美金美式早餐的他給了我一張五十美金的紙鈔，叫我把多找的錢拿走。他對低頭道謝的我說「Always be young（永遠年輕）」。

那是個運氣很好的一天。我將相當於日薪的三十二美金放在口袋裡回家。太陽浮在半空中，我在寄宿處洗澡時看到我那明顯比年紀還老成的臉龐，在半地下室黯淡的浴室照明下看起來，我也比同年紀的人疲累。下水道口不知道是誰的毛髮在那纏繞著。

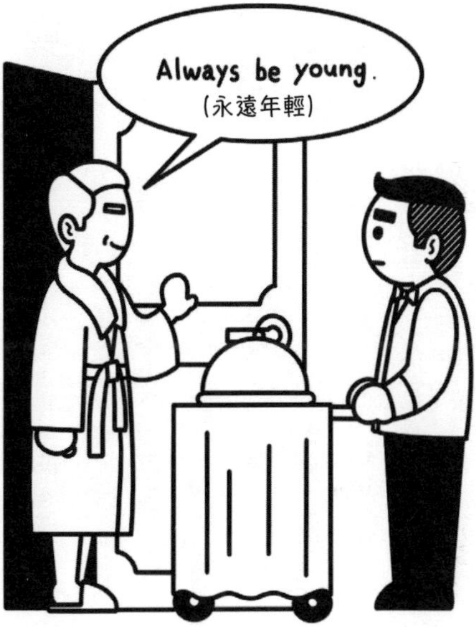
Always be young.
(永遠年輕)

這瞬間我突然好想去美國。

前往可以花掉這個三十二美金的地方吧，我這麼想著並下定決心後，就突然想起大學考試失敗後逃到美國留學的朋友，以及說要去美國傳教的牧師表哥。

當時的美金匯率是九三〇韓元[8]。我交了休學申請，那時我正好因為第一學期的成績搞砸被學校警告。我用掉在飯店工作六個月存的錢跟瞞著媽媽拿走的註冊費，搭上了前往美國的飛機。我決定寄人籬下，住進（逃去留學的）朋友在紐約居住的寄宿房，在紐約度過了聖誕節。我穿越人潮，看到了洛克菲勒中心前的聖誕樹。玩了一整夜後，我在麥迪遜廣場花園花鉅資買了超過十塊美金的 Shake Shack 漢堡來吃。雖然這相當於兩天份的生活費，但我把它合理化成送給自己的聖誕禮物。漢堡肉上的肉汁滴答流下，我一邊擦嘴一邊吃著漢堡。

這是之前從沒體驗過的令人著迷不已的味道。我下定決心，每當我的人生發生好事時，我都要買 Shake Shack 漢堡來吃。

後來當然根本沒什麼好事發生。

那時華爾街爆發次貸危機，跟我一樣住在寄宿房，就讀哥倫比亞大學的哥哥說，這個世界就要變得亂七八糟了。會這樣嗎？我想。結果還真的變成這樣了。匯率暴漲，我帶去的錢全部貶值了。我那用時薪五千韓元跟零零碎碎小費存起來的一點錢，當然不可能撐得久啊，我想。

我回到了韓國，也可以說有一半是出於自己的意志。我考了多益考試後申請美國陸軍附編韓軍[9]，但是在抽籤中落選了。人們聚集在光化門，貨櫃被設置在那裡

8 約台幣二十五元。
9 美國陸軍附編韓軍，於韓戰期間的一九五〇年七月由韓國總統李承晚和麥克阿瑟建立，並一直沿用至今。

擋住人潮[10]。回到韓國的我再次成為了大學生，對任何事情都無法正面思考。

只要想到「勞動」跟「最低時薪」之類的單字，常常會有種怎麼這麼巧的心情。

在全國傳唱 Brown Eyed Girls[11] 的〈Abracadabra〉時，我去當兵了。

退伍後家裡的狀況變得稍微好一些，爸爸幾乎快倒閉的公司復原了不少，我變得能在相對較寬裕的環境中上大學。

二〇一二年夏天，我在一個行銷公司的實習計畫中合格。實習生計畫的競爭率是三〇〇：一，總共選拔了十個大學生。這些人大部分都對行銷跟廣告抱有憧憬。他們會選出我們之中較優秀的人，並在公開招募時免去文件篩選。在那裡，我做了所有實習生可做的各種雜事，主要是人們覺得不那麼值得花時間，或搬運之類的工作。當時我一個月拿到的錢是八十多萬韓元[12]，換算下來連當時的最低時薪四八五〇韓元都不到。儘管是拿這樣的錢，我跟其他同事也還是用盡熱情去做所有的工作，即使那些工作其實不需要努力或熱情、智慧或競爭。

二〇一三年，我初次進入職場。那是位在新沙洞附近的一家雜誌社，我也是透過跟數百名的應徵者競爭而合格進來的。上班第一天，我就被冷到不行的辦公室，還有比辦公室更冷漠的前輩給嚇到。我跟同屆的同事領著一個月不到一百萬韓元[13]的薪水工作（前輩說「我們試用的時候連交通費都沒得拿」，並說「要知道感恩」）。我跟同屆的同事不管是白天還是晚上都在寫報導跟取材，也不停地，真的不停地被罵。

10 二〇〇八年四月，韓國政府決定全面開放美國牛肉進口，引起民眾抗議。六月民眾發起示威活動，李明博政府在市中心各處裝設貨櫃（CONTAINER），拒絕與市民對話。市民稱貨櫃為「明博山城」。

11 Brown Eyed Girls，是二〇〇六年出道的韓國流行音樂四人女子團體。她們在二〇〇九年推出的主打歌「Abracadabra」大受歡迎。

12 約台幣兩萬多塊。

13 約台幣兩萬四千多塊。

截稿時經常熬夜，有時週末也得加班。

我當然知道自己拿的是連最低時薪都靠不上邊的錢。當初約定的實習時間是三個月，卻漸漸延長變成六個月、十個月。

「試用期會視你們的表現而定。」

總編輯經常像口頭禪一樣對我們這麼說。

不到六個月，我的同事得了圓形禿，我則從公司辭職了。

在這之後我待過廣告公司跟顧問公司，這些職場有好有壞。接著，我就毫無迷戀地進入文藝創作研究所就讀。在研究所，我的勞動仍持續著。我拿了學貸開始的研究所生活，不可能過得庸庸碌碌。我在校內的一個中心裡，不意外地拿有些不符合最低薪資的時薪，擔任職稱是教學助教，每次的工時是半天。我的工作是幫助外國教員跟學生之間的溝通，雖然薪水少，但工作也不怎麼辛苦。

我對可以待在能稍微使用英語的環境感到開心，沒工作的時候還可以寫小說，所以覺得挺滿意。

就在某一天，對我經常混用半語[14]的教職員叫了我的名字。他抓著寫有自己姓名的卡片，說天氣熱，叫我去買給辦公室職員吃的冰淇淋回來。我說，我覺得買冰淇淋回來似乎不在我的工作範圍內。叫我跑腿的教職員非常生氣，隔天我就被中心的次長叫過去。他說，我對助教這個職位似乎有些誤會。根據次長所說，助教只要把被吩咐的事情都照做就對了。我說我沒辦法同意這句話。

隔天我就被叫到中心長室去了。中心長問我：

14 韓語中有所謂的半語跟敬語，通常年紀小的人會對年紀大的人使用敬語，反之則使用半語。職場上則通常使用敬語。

「被叫去買冰淇淋是讓你這麼不高興的事嗎？」

我回答並不是生氣，只是認為那是我工作範圍外的事情，所以才不願意做。而他則說我服從上級命令的精神不足。我想起被選為助教的第一天，中心長把我叫到他的辦公室，自負地說他從大學時期到成為教授的現在，一直都在為勞工運動貢獻心力。

服從上級命令？

我認為至少，我似乎並不含在他所認為的「勞動者」的定義之中。

好不容易完成研究所學業，我卻沒辦法立刻踏入文壇。二〇一六年，我在光化門的一個公司拿稍微超出最低時薪六〇三〇韓元[15]的薪水，開始了約聘職員的工作。雖然勞動環境比以前好不了多少，我卻覺得比以前更容易忍受了。

那年夏天，我運氣很好地踏入文壇。幸好持續獲得邀約，而能不斷寫稿。雖然有按時收到約定的款項，但對於生活來說還是遠遠不夠，因此我也就繼續過著約聘職員的生活。

二〇一九年，最低時薪是八三五〇韓元[16]。我的月薪仍然在最低薪資的邊緣，我的身體卻比二十歲的時候多了三十公斤。儘管每天運動，肉卻好像沒有要被減掉的樣子。新聞連續幾天充滿著因為提高薪資導致企業跟餐廳快完蛋的報導。我重複著每天早上五點起床，在上班前花三四個小時寫作，從九點開始工作到六點，回家之後倒頭大睡的生活。

15 約台幣一百六十幾塊。
16 約台幣二百二十五元。

每當寫作時、稿費匯進來時，都會覺得我好像是空蕩宇宙中的一粒灰塵。但我都會安慰自己，幸好我還年輕。這時就會莫名想起二十歲時，那個某天穿著浴衣跟我說「永遠年輕」的美國人。

還有 Shake Shack 漢堡。

我把漢堡吃完後，將起士薯條跟奶昔塞進嘴巴裡。就算把沾到鹽的手指都吸吮過，飢餓感也還是沒有消失。就是因為這樣才減不了肥啊！我怎麼想都覺得份量好像比以前少了，果然人生根本沒什麼好事。

我從位子上起來，想著還好我的個性已經變得比較不會輕易失望或受到驚嚇了。

07

名為「我選擇的生活」的困境

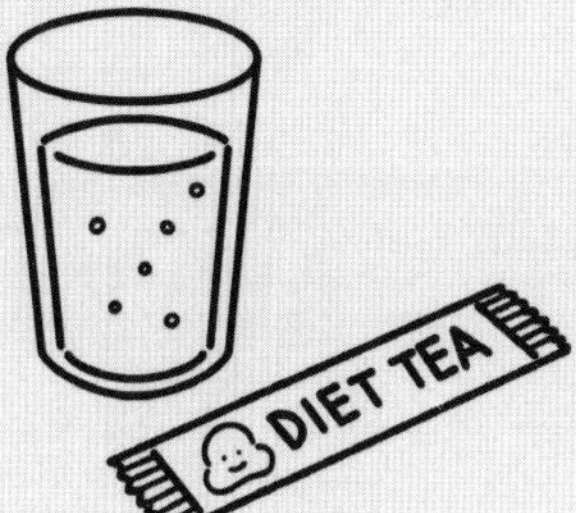

我每次在面對人生重要的抉擇時都習慣衝動下決定，在填大學申請書時、決定學系時、找第一份工作時，我總是做出跟計畫或預想截然不同的選擇。其他過於急躁的選擇也都是這樣，我的選擇總是伴隨著後悔。隨著年紀增長，這樣的衝動減少了，畢竟我再怎麼令人失望，還是有所謂的經驗學習。我意識到，在衝動的決定之後倒塌的日常，需要花非常長的時間跟努力才能復原。

然而我自認為意識到的，其實也是錯覺。

那天也是一如往常的一天。也就是說，我有即將截稿的稿件，我在凌晨五點左右起床後閉著眼睛洗澡，然後穿著長得像西裝褲，實際上卻是縫著鬆緊帶的「感動長褲[1]」進入公司前面的咖啡廳，喝雙倍濃縮的美式咖啡配地瓜乾，並開始寫作。我不知道自己在寫什麼，但手指一直動著。接著我一定會在早上九點一進公司，打開 excel，一邊不停打呵欠，一邊看著螢幕。我泡著自己親自提案，用辦公室用品購買經費買的即溶黑咖啡，感覺牙齒愈來愈黃。之後在十點半左右去化妝室刷牙，看著化妝室鏡子角落裂開的部分，想著我到底在這個鏡子前站過幾次。

不記得了。

回到辦公室坐到我的位子上時，坐在我後面的崔次長突然戳了戳我的肩膀。我一轉頭，崔次長就遞給我一個手掌大的粉紅色盒子。盒子上面有以減肥跟抽脂聞名的醫療連鎖店商標，還有長得像肉色年糕的卡通人物。我一看到「減肥」這樣的字眼，不知不覺就「噗」地笑了出來。

「次長，請問這是什麼？」

「我從某個地方拿到的禮物，朴代理吃吧。」

---

1 一種延展性較好的長褲。

到底誰會把這個買來當禮物。呃不是，比起那個，辦公室人這麼多，為什麼偏偏要給我？好吧，想當然是因為我最胖。那我應該感謝你的好意嗎？雖然這不是什麼該笑的事，我卻止不住地笑出來。

說起來，我在第二個職場廣告公司裡也發生過類似的事情。當時是實習生的我被聯絡告知，已被分配到在準備爭取新案子簡報的專案小組。這對實習生來說是難得的機會，我還以為是我有什麼厲害的能力被認可，後來才知道，廣告主（也就是崔次長遞給我的減肥茶的牌子）是有名的減肥醫療連鎖專賣店，當時公司認為最胖的我應該知道最多減肥資訊，於是在經過考慮後才下此決定。

我那時沒有像現在一樣過度肥胖，只是比平均值稍微肉了一點。但在加班為必要、週末選擇性工作，還得在午休擠出時間去健身俱樂部減肥，深信「自我管理」為工作一環的廣告產業中，我的身體當然是必須矯正的對象。最後野心勃勃準備的簡報以失敗告終，而二十幾歲的我用全身學到何謂資本主義之後，離開了公司。

我出於禮貌謝過崔次長之後，打開了盒子。盒內裝有數十個長條包裝物。我按照盒上寫的，在杯子裡裝冷水後，撕開包裝倒入粉末。原本透明的水很快就變成粉紅色的了。我一邊想著顏色看起來真人工，同時嚐了嚐味道，是甜的。喝下後感覺比想像中還甜、酸，有一點澀澀的味道。

我把這杯茶當作點心，所以就算知道它對我的體重不會產生任何改變，我還是一口一口繼續喝著這個既甜且酸，有一點澀味的涼茶。喝茶喝得滿開心，我卻莫名更對崔次長感到厭煩，這應該可以跟人權委員會申訴吧？我一邊這樣想著，一邊又覺得既然是免費的還可以喝，就決定忍下來了。也是，你不忍下來又能怎樣。我反覆想著，不好的心情終於漸漸消失，甚至開始感恩了起來。至少是為了我才給的禮物……。

不管對方有什麼意圖，不管我當時處境如何，為什麼只要有誰對我施予一點好意、善意，我就會覺得感激呢？

或許是因為我有很長一段時間斷絕與他人交流的關係吧。也因此，就算只是一段關係中小小的、彷如一粒塵土般的好意，我也會把它當作是大大的恩惠。這麼說起來，我現在待的公司，也不知不覺待了三年了。這段時間外表雖然有些變化（好比說變胖），但我的本質好像也有所改變了。

三年前，二十九歲的我進入這間公司。那年夏天我也幸運地進入文壇，實現了成為作家的夢想。周遭有很多比我早進入文壇的朋友，因此我也知道成為作家並不代表往後就一帆風順。我也經常聽說，有很多沒有收到邀稿而直接變成休業狀態的作家。很幸運的是，我在進入文壇後持續有收到邀約，才能一直維持寫作。

但就算每天努力寫作，也還是賺不到能獨自在首爾生活的費用。雖然我下定決心，如果能夠透過寫作賺到維持生計的費用，就要毫無留戀地從公司離職，但這件事情尚未發生。

這已經是我人生中第四間公司了。之前待過的公司，工作型態、雇用方式、年薪條件全都不一樣。雖然我認為在找新職場的時候，一定要找到比之前更好的條件、更好的環境，卻每次都不滿一年都離開了。而這間公司能待最久的原因，完全是因為它可以準時上下班，也就是說，是為了讓我自己能順利寫作才繼續待在這裡的。在滿三年的這段期間，我寫了多達兩本書，也有很多有關我的事情改變了。

最近我在幾個報導訪談中坦白我的日常生活方式（早上約五點起床，工作兩三個小時後上班）後，有人說我過得很充實、意志力很強，甚至還有留言說因為我的關係而開始自我反省，這讓我感到非常訝異。

我其實過得一點也不充實，我的生活也不健康。晚上回到家，我常常不洗澡就直接昏倒在床上發呆，然後看 Netflix 或電視看到一半就睡著。要洗的衣服一直堆著，家裡漸漸變成鼠窩，全身發炎愈來愈嚴重，更不用說變胖了。我只是像把幾乎快用光的牙膏死命擠出來一樣，努力撐過每一天罷了，根本不是有計畫地充實度過每一天。

我每天都在崩壞。我成了作家、出版了自己的書、獲得刊有我文章的版面，但卻失去了調節自我感情或管理日常的方法，我也完全失去了相信自己可以按照自我意識行動的信念。

我認識的作家大部分都有兩份職業。全職作家也幾乎是像職場生活一樣，在忙碌的行程中過活。也有很多人是有了家庭，還要一邊育兒一邊寫作。我曾認為，我也是可以做到這些事的人。一邊寫作，一邊做其他有的沒有的事情，四處亂跑，可以適當調整生活條件，還能做做料理。但這些不過是完美的錯覺罷了。

我會在那些實在難以撐過的日子裡這樣想——這些生活都是我自己選擇的，我是實現了長久夢想的人，也就是說，我是完全按照自己的選擇，活在無人指使的人生當中。

儘管如此卻也沒什麼改變。螢幕前的我依舊微微駝背地坐著，像烏龜一樣，填著excel的空格，在難以忍受的情緒中過日子。我喝完粉紅色的減肥茶後從位子上站起來，接著向後轉，走向辦公室最角落的位子。在一步一步往前踏出的時候，我已經知道我會後悔，不對，是這個瞬間我已經在後悔了，但別無他法。組長盤腿坐在椅子上，沒穿裝有石頭的按摩拖鞋。他放在桌上的紙杯裡裝著他吐出的痰。我瞄了那個東西一眼，對著他的後腦勺說：

「組長，我要辭職。」

這是我人生第四次離職。

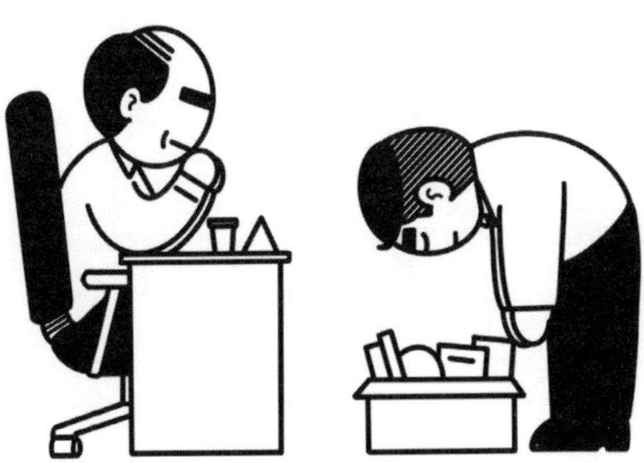

08

那天，讓人如此害怕的事情發生了

TO DO LIST
1. 健康減肥不掉肌肉
2. 一週去一次美術館

在我表明離職的意願後，表面上什麼也沒改變。

大家都跟平常一樣對待我，同屆或後輩同事有時會說些「朴代理真羨慕你」之類的話。最先發現我變成（？）作家的同事A也突然往我耳朵靠過來：「哥，我也打算在近期離職」，好像跟我很熟似的，讓我覺得有點負擔。每當這時，我都會露出有點不好意思的微笑說「現在很擔心生計啊」，裝作訴苦的樣子，畫上明確的界線。

其實我完全不擔心生計（可能是相信過去三年間存的錢跟離職金，頂多就是再打個工，應該也能勉強過得去吧，反正不管怎樣都比現在好啊……之類的），只是心裡希望快點離開這裡。遞給我減肥茶的崔次長也慢慢接近我的位子，分配一丁點的工作給我，並說：

「大概做做就好了，朴代理。」

「好的，謝謝。」

「但是你離職之後要做什麼？就靠寫作過活嗎？」

「嗯？您是在說什麼……。」

「你不是作家嗎？我們都知道！」

什麼啊，又是哪個大嘴巴！真的大家都知道喔？但是我的生活卻沒有任何變化？過去三年來我這麼努力隱藏，結果結局卻讓人這麼洩氣。我到底在藏什麼？總覺得突然一切事物都進入涅槃（？）的境界似的。我用輕鬆的語調回答次長：

「對啊，我打算寫作，然後在NAVER上連載賺錢（當然NAVER根本不知道我的存在）。」

崔次長說了些「哇，好酷，真厲害。加油啊」之類有氣無力的話語之後，就默默回到自己位子上了。

很奇怪地，我在他離開之後感到一陣酥麻的安心感。沒什麼大不了的嘛！或許我害怕的不是被發現是作家，而是被發現是作家之後，還要每天面對同樣的臉龐——我認識的某人讀了我的文章、了解我、對我感到好奇，而我必須對此說明，或許這才是我害怕的狀況。

說起來可能有點好笑，我覺得在不認識的人面前介紹或說明自己的文章並不困難。我反而比大部分較內向的作家更積極宣傳自己。我作為宣傳打書用的社群帳號是公開的，我也很積極回覆讀者的問題。出了第一本書之後，我跑遍全國的圖書館跟書店參與活動，甚至獲得「文壇的宋歌人[1]」的稱號（當然收入是天差地遠）。

可能是因為這樣的性格，我才不想讓認識我的人、我每天都要碰到面的人閱讀我的文章吧？想讓不認識我的人閱讀我的文章、想對認識我的人隱藏自己，我過去三年間都在這兩種矛盾的慾望中徬徨，把自己孤立起來。也就是說，我全身上下都自我意識過剩。算了、算了。我一邊想著現在說這些有什麼用，一邊決定停下不斷延續的思緒。雖然這才是我最不擅長的⋯⋯。

我花了半天把被分配到的工作都處理得差不多後，空虛感莫名浮現。明明乾脆地寫了辭呈之後心情雀躍到要跳起來似的，心情舒暢到不行。然而隨著日子過去，不安卻莫名湧上。到（可以拿到離職金的）離職時間點前還剩下約一個月的時間，對我來說也如毒藥一般難受。我這段時間為了截稿或宣傳活動把假都用掉了，所以上班日全部都得去。都是我自作自受，但又能怎樣呢？

為了贏過不安跟空虛，我開始實施我最喜歡的「制定無計畫的計畫」。就跟國小生放假一開始時做的一樣，一成實現的機率，但有九成沒有實現可能的那種計畫表。好比這樣：

1 韓國女歌手、主持人，二〇一二年在韓國出道，二〇一六年發行首張個人正規專輯。她是二〇一九年真人秀電視節目《Miss Trot》的獲勝者。經常在全國各地進行演出，在喜愛TROT的中老年人中廣受歡迎。名字常被誤譯為「宋佳人」。

健康減肥不掉肌肉（寫的好像我有肌肉可以掉）

一週去一次美術館（然後一定要上傳到ＩＧ）

下載這段期間沒能看的電影跟電視劇（這是百分之百可實現的目標）

一週讀兩本以上的小說（絕對不可能）

一週讀一本以上的詩集（絕對不可能二）

去牙科

做健康檢查

三十幾歲男性（對於健康跟文化藝術）的執著與貪念，大致可以像這樣整理成一個淒涼的清單。

我為了萬無一失，把到目前為止簽的所有出版合約都掏出來，將這些合約的出版時機跟收錄下個短篇集的小說目錄、長篇小說連載時間點、散文主題跟題目之類整理成 excel 檔。（盡情發揮使用 excel 超過六年的實力）制定每年、每月的計畫後，還用不同的顏色區分中短期目標，然後奇怪的，心情就變得比較安定了。真的太完美了。只要順利，我的三十幾歲真的就會變得很充實。

但大概十分鐘後原本倍感欣慰的心情，又再次感覺到空虛。

不知不覺下班時間快到了，我一如往常，在六點鐘響後立刻從座位上起來。包包跟平常不同鼓鼓的，裡面有一件夏天穿的下班用（？）短褲和除臭噴霧。我在填滿書桌抽屜的雜物中，拿了兩個特別沒用的東西放到包包裡。我怕一次把所有東西都帶走太重，決定一天帶一兩個回家。我想用這種慢慢清空書桌抽屜的趣味，撐過每一天。既然今天的心情不錯，雖然想著要不要去趟健身房，但因為包包很重（？），所以就決定趕快回家。

回家後大概把行李放了放，也沒洗澡就躺到床上去了。雖然吃了晚餐才回來，卻又莫名感到飢餓。我很清楚，這個飢餓並不是真的餓了，只是單純情緒上的空虛罷了。我之前有讀過有關毒品或酒精上癮的書（在書裡用的表達是中毒），中毒患者經歷的症狀，跟我在點消夜之前的心理機制非常類似，這讓我感到非常驚訝。

我生來就很容易憂慮，會像這樣不斷思考。我小時候曾相信，想很多、有各式各樣的煩惱，是很客觀且合理的思考能力。但是現在，在不斷持續思考的最後，總是會伴隨羞愧感。思考讓人類孤獨、空虛。

我就像平常一樣，手掌跟背脊有一種癢癢的感覺，外送APP開了又關。不過，我決定今天做跟平常不一樣的選擇。為了明日全新的人生，也就是為了我那用不同顏色的excel俐落整理後的未來，今天晚上餓肚子睡……不著的話，至少可以吃一些簡單的食物。我把放在冰箱裡的原味優格拿出來吃，然後很快就感到飽足感。是啊，今天算是成功了。我莫名感到欣慰，洗了臉後躺到床上。我想著以後就像這樣一天一天有意義地度過就可以了，好像我今後的人生就是條康莊大道似的。完全沒發現到，未來將發生在我身上的各種駭人的事。

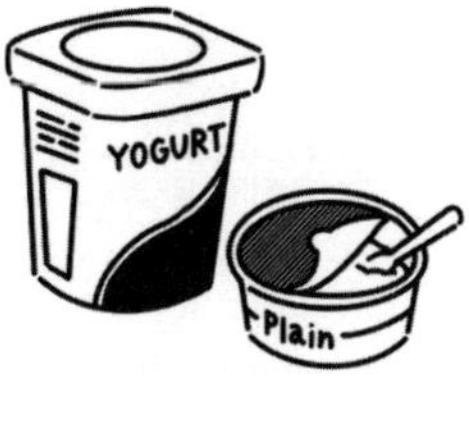
YOGURT
Plain

09

對誰都不親切的金班長

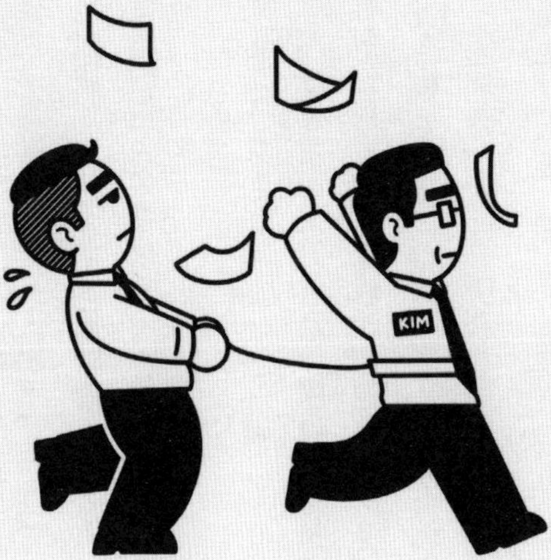

在我宣布辭職之後不到十天，公司突然發表人事異動。有一些人出乎意料地晉升，有一些人則被降職。而將代替我職位的人也出爐了。我不是很感興趣，想著大概是原本在其他組裡面工作的代理，或不久前選出的新人會進來吧。

不過出乎意料地，推開我們辦公室門進來的，是不久前屆滿退休，連續三十年在每月晨會時間獲得貢獻獎的隔壁組金部長。已經好好走出去的人為什麼會在這裡啊？不同於露出驚訝表情的我，其他人好像都有預想到這樣狀況似地在隔板下低著頭。金部長晃著肚子進辦公室後，呼喚組長的名字問「敏徹（音譯）啊，辦公室的空氣怎麼這樣？」還叫他囑咐新人要開通風扇。吳代理把金部長帶到我旁邊的位子說：

「您坐在這裡就可以了。」

金部長回答說這樣啊，就坐到我旁邊的空位，開始一個個把東西掏出來。看起來實在不知道是用什麼材料做成的涼墊、三支MONAMI原子筆、皮革精裝的公司日記……。金部長把日記放在書架，打了個長長的呵欠，一邊調整椅子的高度。

不知道是金部長還是金部長帶來的東西，在某個時間點開始散發噁心的味道。（反正半個月後就不會再見面了，）我很露骨地表現出不舒服，並把桌上用的電風扇放到我面前。金部長一邊搔著手臂，一邊問現在要做什麼，吳代理回答：

「坐旁邊的朴代理會交接給您。」

等一下，你這是在說什麼蠢話啊？我把坐隔壁的A帶出辦公室。A幾乎成立了公司裡現存的所有社團，對內部的事情比任何人都瞭若指掌，感覺他好像會知道些什麼。

A果然知道一切始末，他說，公司方面認為在實際上最沒存在感，彷彿被流放般的我們經營支援組，與其分配新選進來的職員，約聘的職員反而會比較適當。剛好政府在宣導薪資高峰制度[1]跟老年就業制度之類的政策，已退休的金部長就以一年又十一個月的約聘制，重新回來當員工。他的職位不是部長也不是職員，而是模稜兩可的「班長」。是因為這個稱呼跟之前的「部長」注音（即，ㄅ跟ㄓ）相像的關係嗎？聽說因為我擔任的職位是採購，之後他會全權負責公司建築的維修或雜事，所以才新設了這樣模糊的職位。

「哥，這半個月你就把它想成是在清大便吧」，A這麼說，我一邊想著要把他的嘴縫起來，一邊回到座位上。

金部長，不是，是金班長，叫著組長跟次長的名字說：敏徹啊，這裡的咖啡怎麼買這麼難喝的；梓弼（音譯）啊，我現在要做什麼……搞得大家人仰馬翻，沒有人能夠好好回答他的問題。這也代表，現在必須由我成為他說話的對象。我跟他說，因為預算不夠，所以買了最便宜的即溶咖啡，也說明了以後只要用最低價購買職員要求的物品，然後上繳草案就可以了，這是我過去三年的工作，簡單到連國小生都做得到。

金班長回答「啊，這樣嗎」，然後打開了老舊的桌電。一直到登入公司工作系統都還好，然而在那之後金班長大概盯了螢幕十秒，連手都沒放到鍵盤上，就問我「但是草案要怎麼上繳啊？」這讓我大吃一驚。我一邊想過去三十年他到底是怎麼度過公司生活的，一邊像父母教導孩子走路一樣，跟他一個一個說明公司的系統介面。教一個忘一個，教兩個忘三個，在金班長面前，我徹底醒悟到，原先以為我之後的半個月會是「躺著賺」的預想，根本是大錯特錯。

金班長連我快七十歲的姑姑、爸爸都用很順的購物網站最低價搜尋也不太會用。我把金班長電腦的網路瀏覽器首頁設成知名購物網站後，（很不像自己的）親切又仔細地說明「廚房跟打掃用具是這裡，文具類的則是在這裡購買就可以了」。當然，他也是一副似懂非懂的樣子。這可恨的公司還真是到最後也不放過我。是啊，期待會好聚好散的我才真是傻子。但是到這裡都還是工作份內的事情，沒關係。

1 「薪資高峰制度」（peak wage system），讓薪資到頂的資深員工逐年減薪，保障做到屆齡退休，將省下來的錢來雇用更多的年輕人。

問題是，金班長有他那套運用（？）休息時間的方法。他每個小時會打個大大的呵欠，然後說：「有要去抽菸的人嗎？」這樣響亮地大喊。他依次叫了組長跟次長的名字，但當然沒有任何人回應他，最後就叫最好欺負的我跟他去（他不記得我的名字，是叫我「喂」）。我雖然果斷地跟他說我不抽菸，他還是繼續說要偶爾走動再休息才能減肥（那請問您的肚子該如何解釋？），讓人漸漸覺得煩躁。

沒辦法只好被他拖去屋頂吸菸室的我，有些彆扭地站在他旁邊用手機，然後明顯露出一副不要跟我講話的姿勢，但他不是可以察覺這類事情的人：

「你辭職之後要做什麼？」

辦公室的人都知道我之後的動向，但他完全不清楚。也是啦，除了我以外沒人想跟他說話，這也是很自然的事。我也不自覺地衝動回答：

「我想去紐約。」

「紐約？去讀書嗎？」

「嗯，是啊。就之類的。」

他突然問起我的故鄉、現在住的地方，然後說我住的社區是他以前讀高中的地方。接著開始用「我們那個時候啊」當開場白介紹自己，當時從名門K高中畢業的他進入附近的名門大學主修機械工程，畢業後就到首屈一指的重工業企業上班，全國跑透透，之後在三十年前生了孩子，並轉到位於首爾的這間公司扎根。我就說，啊，這樣啊，沒靈魂地附和著。他問我從紐約回來之後想做什麼，我實在沒什麼好說的，就說我想回研究所完成學業（當然是謊話）。

他說他以前一邊上班，一邊每天只睡兩三個小時來完成博士學位，還分享了他寫博士論文的英勇事蹟。我像機器一樣點頭，回說「您真了不起，真的很老實的過生活」。不久後，他把弄皺的菸放到拿著的紙杯裡：

「那有什麼用，現在都變成這樣了。」

金班長哈哈笑著，把紙杯放到窗台，頭也不回的走去階梯那。我對著他的後腦勺說「您不能這樣丟在這裡……」好像自言自語似的。我把他放著的紙杯丟進垃圾桶裡，那個長得像水缸的大垃圾桶，裡頭堆滿不知道放了多久的菸蒂。

一回到座位，金班長仍然在跟審核系統纏鬥。我看著他突然很好奇，等我到了他的年紀時，我在睡覺的時候會想些什麼呢？六十幾歲的我也會下定決心想著，今天晚上要餓肚子睡覺嗎？就如同現在三十幾歲的我一樣。

我坐到他旁邊，假裝在搜尋最低價物品，實際上卻打開了機票訂購網站。我胡亂搜尋了從濟州島到東南亞、澳洲、歐洲的最低價機票，好像被什麼附身似地，用很快的速度結了帳。

三十幾歲的某個冬天，我從公司辭職，去了紐約。

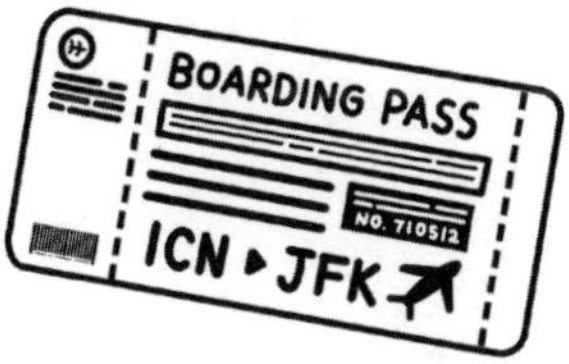
BOARDING PASS
NO. 710512
ICN ▸ JFK

10

太過正午的離職

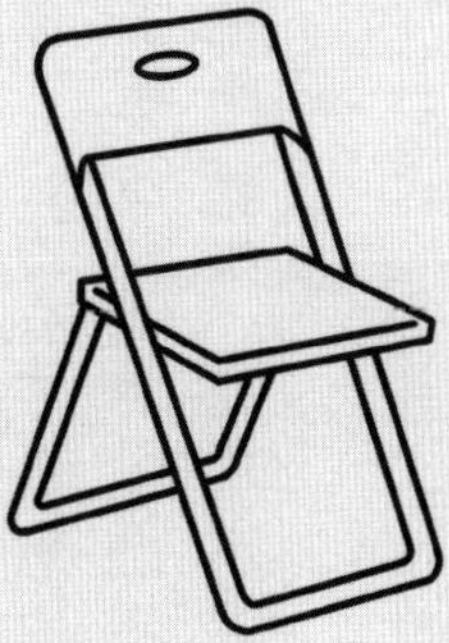

上班最後一天，我在早上七點左右到達公司前的咖啡廳。雖然沒有快要截稿的案子，但還是慣性的一早就醒了。我打開從家裡帶來的金錦姬作家小說集《太過正午的戀愛》。這本書我已經看過幾次了，卻還特地在離職的這天帶來，是因為小說裡的人物跟我的狀況有點類似。

標題作〈太過正午的戀愛〉中，主角弼龍（音譯）被降職到的組名就叫「設施管理組」。我看到他在組裡面做的工作，跟我在公司做的工作幾乎相同，莫名覺得好笑。我想著，弼龍大學時期的所愛良熙（音譯）都三十幾歲了還不振作，依舊做著舞台劇之類的東西，藝術、夢想算什麼啊……想著想著，天啊，這不就是我嗎？好像監視器一樣，把我的日常照出來似的。後知後覺才意識到這件事讓我莫名覺得好笑，怎麼能不產生共鳴呢？我連續看了三四個小說集的短篇，不知不覺就來到快上班的時間了。

我像機器一樣打開電腦，坐在位子上，意識到已經沒有任何分配給我的工作了。只是默默坐著，讓我不禁在意起他人眼光（我以前甚至不曾在意他人眼光，直接做其他事），好像要找什麼東西似地打開書桌抽屜。多虧這段時間很辛勤地把東西帶走，裡面的東西就剩下（藏在常用品倉庫裡的）一盒簽字筆跟連接ＵＳＢ的桌上型電風扇。那個恰巧是錦姬前輩在一個頒獎典禮上遞給我的禮物。很神奇的是，那是當時我日常非常需要的物品，我也多虧這個鮭魚色的電風扇度過了兩個涼爽的夏天。前輩的小說，為什麼就如前輩一般親切呢？呃不是，是前輩為什麼像前輩的小說一樣這麼親切呢？我是個親切不起來的人，是不是不該寫感情豐富的小說呢……我一邊想著，一邊將剩下的物品悄悄放進包包裡。

現在該做什麼呢？我正這麼想著時，剛好一個很熟的哥哥打了電話來。我就如往常一樣，把手機放到口袋後假裝要去化妝室，然後打開辦公室的門出來，跑到走廊的最後頭。一定是有什麼有趣的事發生了。這位哥哥總是會因為這個原因在早上突然打來。

我抓著未掛斷的電話，抵達鍋爐室前。我怕電話已經掛掉，趕緊拿起電話回說：

「你等我一下。」

我火速按下鍋爐室的密碼。這個地方在過去三年是我的祕密電話亭（？）。碩大的商用鍋爐後面的大會議室裡，有我偷偷拿過去的折疊式椅子。我把它打開坐下。

大學同屆的哥哥在四年級的第二學期合格上了有名且高薪的公司，即使業務相較當時的年紀更為繁重，也經常需要加班，但仍然受到所有同屆的祝賀，雖然在進入公司三個月以後就吵著說不幹了，但到第八年的現在都還好好待著。哥哥開頭就說發生好笑的事情了，剛好適合我最近在寫的散文，就這樣開始滔滔不絕（作家經常遇到這樣的事：覺得自己的生活跟小說沒什麼兩樣，然後單方面地向我吐露人生的人……但他們的故事一次也沒有成為小說的題材……）。

哥哥在最近公司實施的定期身體檢查中，被判定為中度肥胖，所以半強制地加入了公司的減肥計畫，聽說會做很多各式各樣的檢查以及專業的分析，來激勵大家（我心裡想著，給很多錢的公司還提供這些東西啊）。這裡面最值得一提的，就是遺傳基因檢查了。

「聽說我是容易變胖跟復胖的體質，從出生的時候就被遺傳因子決定好了。」

雖然我想著有必要透過遺傳因子檢查去判別這個東西嗎？但還是很興奮地附和著。就我這個門外漢的感覺，肥胖遺傳因子檢查乍聽之下很像塔羅牌還是算命之類的東西，但仔細了解後發現，還真的是有很多醫學根據。高血壓或高脂血症、體內脂肪水溶性、運動反應性、肌肉生成之類的東西，都是在出生時就被遺傳因子記下了。因此擁有該遺傳因子的人，依照其生命週期，從機率上來計算的話，我們可以知道他將來會擁有什麼樣的體重、體型。

哥哥的情況是，他並非天生就偏愛鹹食跟甜食（有不喜歡鹹食跟甜食的人嗎？），而是血壓對鈉的反應度低、碳水化合物分解快；並非脂肪儲存旺盛，而是運動反應性高。也就是說，就算吃多變胖，又運動減肥，也還是會為復胖現象而苦，一生注定像這樣在減肥跟復胖間反覆來回。

我們一起笑出聲，下了「是啊，我們就拚命吃拚命運動，然後這樣胖胖地過活吧」的結論後掛掉電話。

我把椅子折起來，想著要把它再拿回大會議室嗎？最後覺得「算了」就放著了。我不禁想著，或許往後，某個只是想逃離辦公室片刻的人，可以有效地使用這張椅子也說不定。也或許，對於所有在職場上班的人來說，都需要這麼一個放有椅子的小房間吧。我在最後關上鍋爐室的門。

我帶著笑容回到辦公室，果不其然，金班長戴著老花眼鏡，拚命問「朴代理這個要怎麼弄啊」，同時死死盯著螢幕。金班長持續以單字為單位狂問問題，而我的位子則貼滿急需回覆的便條。我嘆了一口氣想來處理工作時，組長突然把我叫過去。一靠近他的位子，他就問我畢業的大學還有學系。我老實回答後，他又問我是推甄還是考試、考試成績多少、考試一般是什麼樣子、多益分數多少……像招生負責人一樣問個不停，我還在想這個大叔是怎樣啊。後來才知道，他家老大現在是高三，正在努力準備推甄。他嘀咕說真不知道那些文件該怎麼寫，我心裡則想「啊要不然你是想要我怎樣」。於是我便回答「組長，我離考大學已經有十三年了」。組長這才點著頭，恍然大悟般地說：「是過去的事了對吧。」我轉頭回位子，組長卻突然對著我的背後喊：

「朴代理，快回家吧。」

「嗯？」

「最後一天了幹嘛還賴著，快點回去。」

「現在嗎？沒關係嗎？」

「當然，快點回去吧。」

我努力壓抑住嘴角揚起的微笑，背起背包，並向著辦公室的大家鞠躬大聲說：

「這段時間很感謝大家。」

大家就好像這段時間跟我交情很好似地，一個個從座位上起來祝福我，甚至連剛剛還緊抓我不放的金班長，也拍拍我的肩膀，說會為我之後的人生加油。這是什麼青少年連續劇的結尾嗎？我為了藏住激動的心情，一直努力放慢我總是過快的腳步，走到人事組那裡，用最冷靜的心情歸還員工證。然後帶著座位上最後剩下的東西，走出辦公室。

我下定決心，絕不回頭看。

搭電梯到一樓時，剛好過中午十一點。烈陽照在我的頭頂上，這個出乎意料的離職時間點，的確是太過正午了。本來還想說晚上下班後，要跟在附近公司上班的

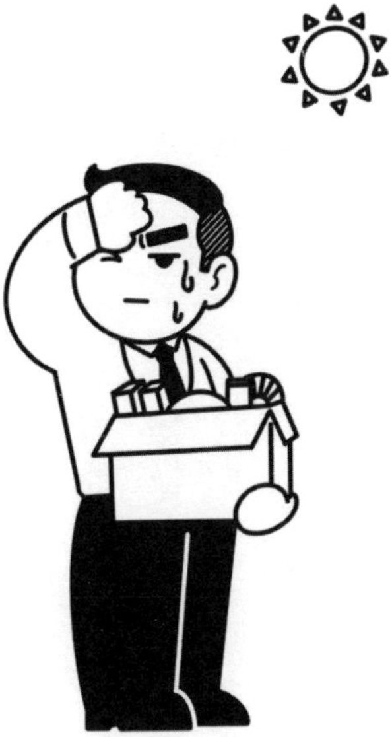

朋友一起喝一杯再回家，然而突然多出這麼多時間，還真不知道要做什麼。我這才深切感覺到，從出生到現在，這幾乎是第一次，我不屬於任何地方。在只屬於我自己的時間中，站在現在這條路上，感覺非常陌生。

雖然是個一如往常的平日正午，但一切卻都不一樣了。

結果我什麼地方也沒去，而是往家的方向前進，雖然包包一點也不重。

一到家裡，我就先把穿著的感動褲脫了。因為褲襠那裡快要破洞了，我就把褲子直接折好放進垃圾袋裡，反正我再也不會穿了。我把襯衫脫掉丟到一旁，再把桌上型電風扇放到我的書桌上，將簽字筆跟便條紙之類的東西放進書桌的抽屜裡，這時心情突然怪了起來。夢想許久的這一天，就這樣到來了，比起開心，我反而有種無法形容的空虛感。

我想是不是該點些什麼來吃，但因為肚子也不是很餓，就先算了（這個選擇對我來說並不容易）。

洗澡後躺在床上，反而更心煩意亂。平日的這個時間卻待在家裡，真的是久違了呢。我靜靜躺著，不安感跟各種負面的情感卻開始向我襲來，思緒一直無法停下……。雖然很想像我坐在辦公桌前一樣把腦袋清空，但那卻是我最不擅長的。我想著，就睡一下下、睡一下下的午覺之後，起來去運動、吃頓像樣的晚餐，然後簡單地散個步。但我越是努力想要睡著，就越是沒能入睡。如果繼續這樣躺著，等一下可能又要點個什麼來吃了，然後又會抱著罪惡感躺下，想著明天晚上一定要餓肚子睡覺吧？

說不定我每天都是在鬥爭中活過來的。跟無法如我所願的世界，以及那個圍繞著我的環境、人們，甚至是我自己鬥爭著。

11

這令人厭煩的遺傳

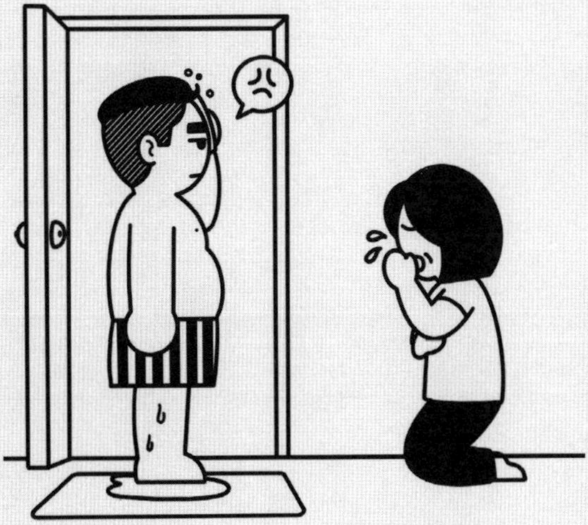

離職之後我有整整半個月沒有出門。只要有外送ＡＰＰ，就算躺在床上也能飽餐一頓，甚至連咖啡之類的點心都可以解決。這就是活在燦爛的資訊時代的福氣啊！

雖然離職之後想去的地方、想做的事很多，我卻只是看著寫在手機備忘錄的「離職後願望清單」，然後躺在床上。我想著不能再這樣下去，沉重的身體卻不聽使喚。儘管我試圖逃出（？）房間幾次，就總是以失敗作收。而這其中最大的困難，就是從床上起來跟洗澡。

結果最終讓我把身體從床上移開的，不是對於骯髒的忍受來到臨界點，也不是對於新生活的意志，而是「痛」。

這是我第一次感受到，如果頭髮很久不洗，不只會癢也可能會痛。我帶著比濕掉的棉花還重的身體往浴室前進。打開熱水，站在溫暖的水柱下，遍布全身的緊張感似乎稍微緩解了。我將洗髮精擠得滿滿的放在頭上，卻怎麼也揉不出泡沫來。我總覺得手指上卡了什麼似的，於是用鏡子照了我的後腦勺，看起來頭皮邊緣長了像痘子一樣的疹子。我又擠了第二次洗髮精，然後花了超過三十分鐘仔細洗乾淨。出來之後照了全身鏡，再轉過頭來一看，發現果然是我看過的疹子型態。脂漏性皮膚炎。以防萬一，我也張開腋下一看，果然也長了少量的乾癬。

最終我為了醫療的目的才在半個月後跨出門外，最先前往的地方是社區的皮膚科。我曾有十年期間都在這裡進行大大小小的（雖然是這樣說，但大概就是除痣或用雷射除去大顆疣之類的）治療。我給醫生看了患部，並詢問治療方法。就如我預想的，醫生說我的這兩種疾病都是無法完全治好的慢性疾病，只能在減緩症狀的層面上給予治療。聽了要注意身體狀況、不要太有壓力……等國小二年級都大概知道的醫學常識後，我變得有些漫不經心。

我到藥局去領含有類固醇的藥膏，想起小時候爸爸整天抓著身體的模樣。爸爸也跟我一樣是乾癬患者。他擦了在皮膚科按處方領的藥膏，發癢的情形也沒有好轉，於是開始尋遍全國的名醫，從韓醫到中醫，展現了博覽群家的精神。當然爸爸的病況一點也沒有好轉，家裡的財政狀況卻每況愈下。再加上又買了綜合編成頻道[1]湧出的健康節目跟電視購物中的無數健康食品，讓狀況變得更糟糕。我外出獨立生活後，我在家裡的房間放了可以在超市看到的那種超大櫥櫃，裡面則放滿了健康食品。這讓我不禁認為，疑病症可能會延伸成購物上癮。

一想到說不定我也即將參與這趟漫長的旅程，頭就開始痛了。總之，我先用手機搜尋並購買了沒有表面活性劑的洗髮精。

我接著前往的地方是耳鼻喉科，因為我有一邊的鼻孔完全塞住了。醫生果然也是提到鼻炎之類的常見慢性疾病名稱，並建議我做矯正鼻骨彎曲的手術（這個手術我之前也被建議過幾次了）。因為看過很多人在手術後，鼻炎的症狀仍重新復發，我搖了搖頭。

最後我抵達的地方是精神醫學科。我以前也曾為了情緒障礙跟失眠而定期來到這裡。因為我沒有預約就過來，才發現在等待的患者多到不行。我為了消磨漫長的等待時間，就拿放在醫院書架上有關情緒缺乏的書來看。

書裡將小時候的養育環境跟遺傳因子列為情緒缺乏的主因。果然所有的事情都是父母的錯。原本因為莫名找到可以怪罪的地方感到高興（？），但這份高興很快就又消失了。之後又在醫院等了超過兩個小時。我好不容易進了診間，跟專科醫生吐露我離職後經歷的症狀。他默默聽完我的說明，說這些都是我這段時間太過輕忽自己的身體，而自然產生的反應，並（專業地）告訴我這是人生中必經的過程。

這麼說起來，我過去三年根本完全沒休息。平日大概都為了截稿在寫作，週末雖然睡懶覺到下午，心裡卻總是為好像該做些什麼的強迫感所苦。我一直想著，就算只是一下下，也想從我的內心、好像該做些什麼的想法，不對，是從所有的想法

1 韓國一種不通過無線電視而採用有線電視、衛星電視或寬頻電視等方式進行全國播放的電視頻道類型。

中逃脫。我問醫生，我到底為什麼會有這些狀況，好比說讓身體累了一整天，但不暴飲暴食就睡不著；明明知道對自己不好，卻仍然不斷重複這樣的生活模式；最終沒辦法好好過日常生活，也無法維持生計；別說是完全自由的身體了，我甚至掉入自我厭惡的漩渦中，只能顧著睡覺。

醫生說，這種現象的原因來自很多層面，幼年時期的情緒被忽視，或是環境因素，抑或遺傳也可能會有很大的影響。

又是遺傳？

到底在我出生前，我的人生有多少是已經決定好的了？我領了成堆的藥，重新去翻找我小時候的記憶。

我的父母是近年來很常見的雙薪夫婦，兩個人都有各自經營的事業。這也代表，父母雙方的人生中視為最優先順位的，都是家庭以外的東西。

媽媽在換季或人生遇到困難時，會在下班後把包包丟在客廳，然後衣服也不換就直接躺在床上。她什麼也不做，就只是呆呆地看著天花板。我在想，也許她當時的眼神就跟我現在的眼神差不多吧。

爸爸也沒什麼不同，總是抓著電話筒，或是去外地出差。在我的記憶裡，他幾乎都不在家。就算是休息的日子，也只是看到他在家裡睡覺，睡夢中還不斷痛苦呻吟，一直到下午都不起來的模樣。他一直重複呈現在某個地方瘋狂把精力耗盡後，再像這樣躺著的狀態。這也是我過去十年間，不斷重複的日常模式。

雖是這麼說，我也不是所有事情都跟父母一樣。既然遺傳因子之類的話題都出來了，我也有對此感到委屈的地方要說。我的兩個父母都是完美的正常體重，甚至比起他們的年紀還算輕的了。他們從出生到現在都沒有超出正常體重的範圍，直到過了花甲的現在也還是維持一樣的身材。雖然我小時候也算是有點塊頭，但從沒像這樣肥胖過。一生都是以差不多的體重活過來的他們，沒辦法理解我那增減超過一百公斤的生活。他們沒辦法對我減肥時的努力，還有看到重新長回來的肉時的絕望感同身受。

他們沒有共鳴是當然的。對他們來說，只有我變胖的現實，還有眼前看到的現象存在著而已。因此對我來說，在節日或家庭活動之類的日子要去面對父母或親戚時，是一種恐懼。就像獨自身為左撇子的自己，在充滿右撇子的國家奮鬥的感覺。

之前有一次回老家，我曾遇過說不上是遭殃的遭殃。我就像平常一樣，洗完澡後只穿內衣出來，開始吹頭髮。媽媽原本在看電視，她瞄了一眼我的身體後漸漸皺起眉頭，突然就開始哭了起來。她一邊哭一邊說：

「到底是受到多大壓力，才讓自己變成這個樣子（？）。」

我反射性地笑了。刺蝟都會說自己的子女漂亮了，怎麼生我的母親，會看著有一半自己遺傳因子的身體流淚呢？這一點也不現實的情景令人感到好笑，我一直笑，心情卻也漸漸變糟。就算是父母跟子女，看著人家的身體哭還是非常失禮的吧？我一如往常對媽媽發起火來。

吞了一把藥、沒暴飲暴食、期盼安穩入睡的現在，我又開始想起遺傳因子的奧妙。說不定現在的我，是爸爸的依賴跟中毒傾向，以及媽媽的情緒起伏跟無運動神經均勻混和在一起的結晶。會不會是爸爸那裡的股票投資或購物上癮之類的依賴傾向，在我這邊變成「暴飲暴食」，跟媽媽的躁鬱症與失眠傾向合起來，變成現在過度肥胖的我？我深切感受到我全身有關遺傳因子的證據，很開心發現又多了一件可以怪罪祖先的事情。

儘管如此，我用自己的錢買的食物、用自己的手親自把它們放到嘴巴裡的事實，並不會改變。

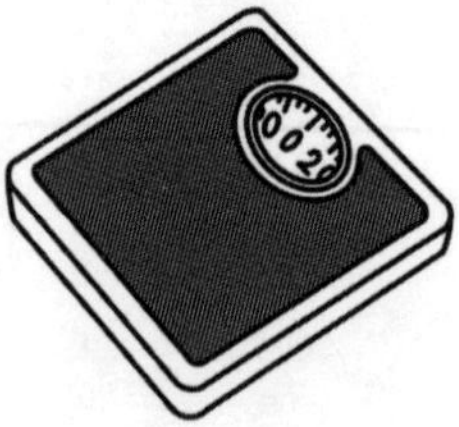

12

紐約、紐約

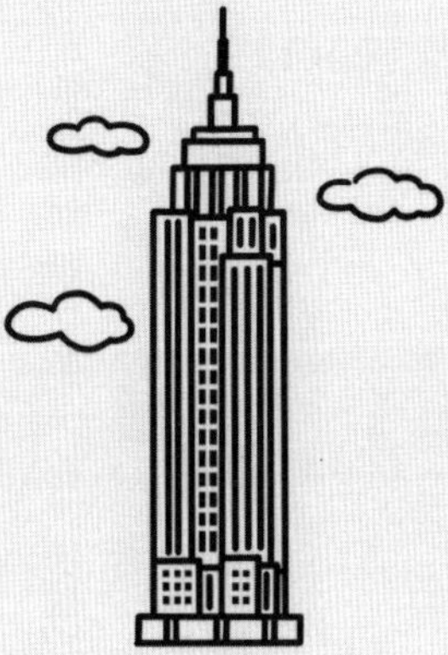

像個濕掉的抹布攤在床上的日常持續得比想像久，我期望著某個人能把我從這極度的絕望中救出來。我每天就是靠睡覺跟 Netflix、外送食物撐過去的。雖然協助控制情緒的藥服用量增加了，卻沒什麼好轉，我只覺得肚子更脹、更疲憊。

我去找主治醫師告訴他我的狀況。他說，新換的藥在某種程度上，需在服藥後經過一段時間才能發揮效用。此外，因為太長時間沒有好好休息，當然需要更長的恢復時間。

走出醫院後，我這麼想：

「別著急，現在對我來說這是必經的過程，這代表我的身體跟心靈有多麼渴望休息。」

我曾相信，我必須用更快的速度到達更遠的地方。我認為那是唯一可以變幸福的方法。因此成為作家之後，我一刻也沒休息過。每天九點到六點、一週五天在公司工作時，我也減少自己的睡眠時間，幾乎天天都在寫作或是構思內容。就算不如此，至少也會寫個筆記之類的。喜歡的事情變成職業的快樂，也不過是一瞬間而已。再怎麼累，你也沒辦法在想要的時間休息，身體各個地方也開始出現狀況。就算知道要休息，但已經發動的火車是停不下來的。

大部分的時間，我只是被生存的本能所牽引，我被非自我意志的好勝心抓住，壓榨我自己。在這樣的情況下，我在踏入文壇兩年後出了第一本書，不到六個月又累積了足夠再出一本的作品。朋友都說，羨慕我可以把喜歡的事當成職業。每當這個時候，我都會笑著假裝好像真的活在很滿足的人生一樣，但其實並非如此。

我開始這樣的工作，是為了想變得無極限、想表達自己，但我愈寫、愈努力，反而離我想要的生活愈來愈遠。我在寫文章時感受到的成就感跟幸福，三兩下就蒸發了。我的人生，幾乎是被他人的評價所決定。

我不過是我自己為了實現茫然的夢想生活的工具，我不知道自己真正想要的東西、可以變幸福的方法是什麼，只覺得所有事情都讓人失去活力跟厭煩。

這在旅行的時候也是一樣，相隔十二年再回到紐約，我也沒有特別激動，反而覺得所有的事情都很麻煩。也因此，我一直到出發前一天都還癱在床上，然後在出國當天隨便抓了幾件衣服，就搭上前往紐約的班機。

我跟朋友們一起訂了Airbnb的房間，在紐約四處閒晃。二〇〇七年來的時候，這裡的生活空間對我來說很艱難，整座城市也讓人很有壓迫感。相隔十二年再次來到紐約，我卻不這麼覺得了。我跟朋友們去逛了NIKE跟星巴克，還有SUBWAY跟波道夫·古德曼百貨（Bergdorf Goodman），這跟逛明洞是截然不同的感覺。

此外，紐約正流行「韓風」。每條路上幾乎都有販賣韓國飲食的餐廳，一碗排骨湯要價二～三萬韓元，不禁讓人驚呼。雖然心在淌血，我還是買來吃了。然而每次都在餐廳吃飯花了太多飯錢，最後我跟朋友們決定自己煮來吃。我們決定去住處附近的韓國城超市買材料。

從超市出來後，我們兩手提得滿滿的，超市對面讓人熟悉的空間映入眼簾，那是用韓文寫成的書店看板。跟以前破爛的外觀不同，它已經重新裝潢成乾淨俐落的模樣。我跟焦急想回到住處的朋友們說，稍微進去書店看一下吧。結果朋友們比我還興奮，紛紛說著：「趕快去看看有沒有你的書！」

我們到文學區小說的書架上仔細翻找，雖然有看到很多跟我差不多時間從同個出版社出版的書，卻找不到我自己的。朋友用一副難能可貴的表情說「可能是都賣完了吧」，我笑著說不要說那些不像樣的話來安慰人了。幸好（？）有看到一本收錄我作品的得獎作品集，我拿著它照了相。

我腦海裡突然浮現出，初次在二〇〇七年前來紐約的我。

那時候剛來美國不到一個月，想說來讀用韓文寫的書吧。雖然韓國城有韓國書店，但書卻比定價要貴兩三倍。因為我沒有買單行本的錢，只好買〈Cine 21〉或〈Movie Week〉之類的電影週刊讀了又讀，讀到封面都快掉了。我買了一本很大的大學筆記本，開始每天寫連國小時都沒寫過的日記。我記得那個時候因為美國紙（？）很薄、容易透光，我還很小心地不讓原子筆滲透過去。

回韓國時，我把原有的書都丟了，唯有將那本大筆記本帶回來。那個日記本到現在還放在我書櫃的某一角。那個時候我才意識到，我那與眾不同的表達慾望，還有我比自己想像的還熱愛自己的母語。

我想擁有寫著自己名字的書，一個只有寫作的人生。

我現在正過著二〇〇七年的我想都沒想到，甚至可說只在夢中夢過的那種生活。我同時感受到，「我一路走過來就為了這個嗎？」還有「不知不覺來到這裡了呢！」這兩種感覺。我把拿在手上的得獎作品集放下，走到外面。

一週後，朋友回到韓國，而我則停留在紐約的一個老舊飯店。根據google上面搜尋的結果，說這間飯店是接近百年的建築，但是飯店房間卻連一般的冰箱都沒有，馬桶的把手也很久遠的樣子。更誇張的是，它竟然是用散熱器當暖氣。雖然擔心會不會有老鼠從哪裡冒出來，幸好衛生狀況似乎還不錯。

當時紐約正遭遇前所未有的寒流。我付了很多錢來旅行，卻整天都只在睡覺。隔了幾年想說這次要好好玩，盡情揮霍離職金跟儲蓄來旅行，結果卻變成這樣，真是讓人覺得莫名感傷。

然後某天，住宿的客人都外出了，飯店一片寂靜，不知道從哪裡傳來小提琴的聲音。我一開始以為只是簡單的旋律，之後卻突然像來到演出場所似的，開啟一陣絢爛的演奏。我小心地打開房門出去，發現就是我旁邊的房間傳來的聲音。這根本就是演奏家等級了。演奏大概持續了兩三個小時。

後來我為了吃午餐下樓，順便到接待櫃台說，我在隔壁房間聽到小提琴的聲音。飯店職員笑著說，飯店旁邊就是卡內基大廳[1]，所以經常會有要來演出的演奏家住進來，如果覺得很吵的話，可以協助請他降低音量。我回說沒關係。回到房間時，演奏果然持續著，不知道是不是因為聽說是卡內基大廳演奏家的關係，好像聽起來更好聽了。我一邊覺得這樣的自己真庸俗，一邊笑了出來。正在拉著小提琴的那個人，是否已經實現自己的夢想了呢？

晚上因為時差沒有調整好，睡覺斷斷續續的，做了很多好笑的夢。

某個獨自入睡的夜晚夢裡，出現妮可基嫚跟安海瑟威、金喜愛跟金城武。我在閃爍的屋頂酒吧喝著酒。那裡的我看起來很享受，甚至很自然地融入在人群、世界中。醒來後，果然鼻子又塞住了。鼻炎愈來愈嚴重。我竟然沉浸在虛榮中，還夢到這種夢，想一想不禁笑出來。

隔天凌晨，我又在鼻塞的狀態下從睡夢中醒來。手機傳來了一個簡訊。是文學社區[2]的責任編輯：

「作家您睡了嗎？」

聽說我獲得了年輕作家獎[3]的大獎，這對我來說是有點特別的事情。我記得在我還在練習寫作時，會把每年發行的年輕作家獎得獎作品集當教科書閱讀。我曾預想，獲得這個獎項可能會是我人生中最棒的其中一件事情。我有種彷彿實現了渴望的夢想的感覺。

1 也稱作卡內基音樂廳，位於紐約市第七大道八八一號，第56大街和第57大街中間，占據第七大道東側。由慈善家安德魯．卡內基出資建於一八九〇年，是美國古典音樂與流行音樂界的標誌性建築。

2 韓國的一家文學出版社。

3 意旨讓年輕作家被更多人知道的文學獎，由文學社區於二〇一〇年設立。

雖然那天晚上發布了寒流警報，我還是下定決心爬上帝國大廈的瞭望台，幸好風沒有想像中的強。我在瞭望台轉了一圈，十二年前已經遺忘的感情又重新湧上心頭。我當時也在離開紐約前來到這座帝國大廈，儘管當時錢包已經幾乎見底。

花自己的錢、用自己的腳前來，我卻無法負擔這個只能像乞丐一般死撐的城市。我當時真的很討厭這樣的自己，並陷在奇怪的自卑感當中，最後比預想的還早（甚至還改了飛機的行程）歸國。我下定決心，在實現夢想之前絕不回來，雖然不知道是什麼時候，我只想著一定要等到實現夢想才會再回到這個地方。

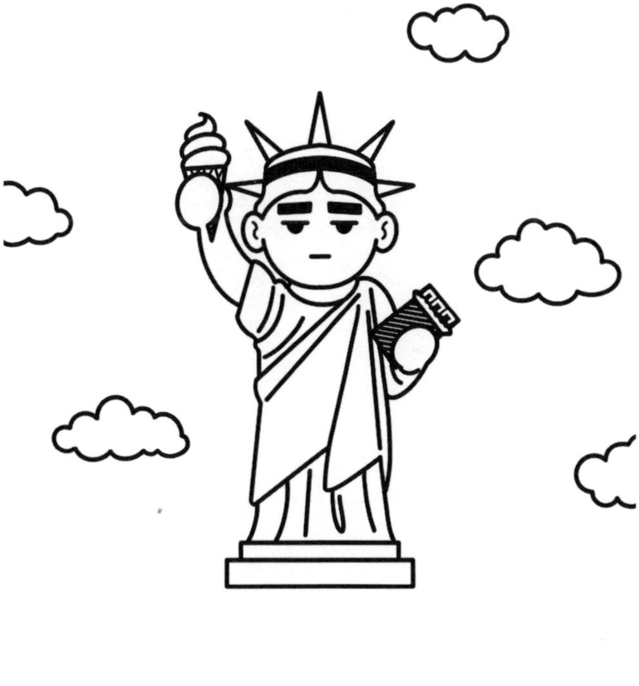

然後十二年過去了，我變成三十幾歲，也實現了我那所謂的夢想。雖然不到非常了不起，但我有了寫有我名字的書；雖然還是一樣窮，卻也還是艱難地混飯吃到這個地步。錢很好。錢很好、夢想很棒。二十歲時看到的那個燈火跟現在看到的不會是一樣的，但奇怪的是，我總覺得我回到了當時的自己。我想永遠在這麼高的地方看燈火。感覺我好像還剩下很多很多的話，剩下很多應該要好好表達的感情……因此，我似乎該坐回書桌前寫作了吧？我就用現在生活的這個樣貌，不多不少，繼續活下去就可以了吧？

但是為什麼心情這麼沉重呢？三十二歲的我，應該要擁有什麼樣的夢想，看著什麼地方生活呢？

我懷抱著似乎永遠無法知道答案的疑問，從建築上下來。是重新回到日常、現實的時間了。

13

大都市的生存法則

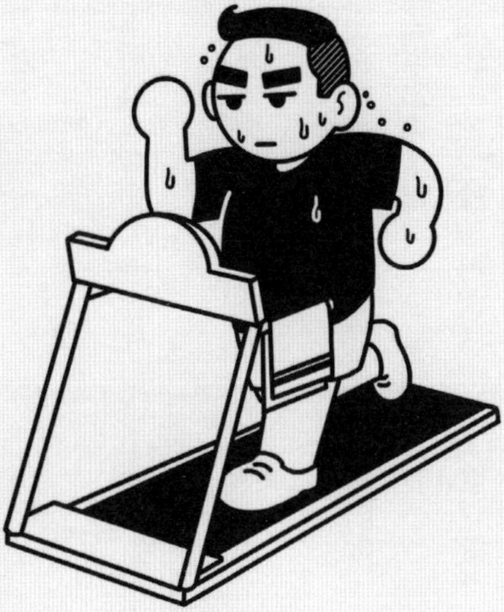

最終將我從床上拉起來的，不是人也不是愛，而是工作。

聽到得獎消息不久之後，之前有簽第二本單行本合約的出版社聯絡了我。

「作家，大約在今年夏天出版單行本如何？」

距離上本書出版才過了六個月，第一本書也是因為各種狀況（？）急著出版，到現在還留有一些遺憾，我才想說第二本書要慢慢來，但看起來這個世界並不想等我。我決定接受出版社的意見，畢竟在旅行過後，帳戶餘額瞬間減少讓人感覺挺不安的。此外，現在也似乎是從床上下來的時候了。

我為了之後收錄在單行本裡的初稿在書桌前坐了很久，卻都只是在發呆。我不知道該從哪裡、怎麼開始，哪個句子比較適合，也無法判斷什麼樣的文章比較通順。我只是坐一下就覺得頭痛背痛，腰跟屁股也不留情面地開始痠疼。

我腦裡突然浮現出黃正音（音譯）作家的訪談，她曾說自己是用核心肌群的力量在寫作。我想也許過去數年，我用年輕跟不規律的運動（？）勉強維持的身體已經完美崩壞了。因此我下了一個超平凡的結論——為了寫作，我必須要先鍛鍊肌肉才行。

我跟有在重訓和參加馬拉松，最近又開始進行皮拉提斯的鄭映秀小說家透露我的煩惱，還進行了運動相關的諮詢。身為名符其實的運動傳道者（？），他建議我做皮拉提斯。

「像我這樣超過一百公斤的人上得去皮拉提斯的器具嗎？不會倒塌嗎？」

「不用擔心，做得到的。」

「我最近肌肉量幾乎是零耶，可以嗎？」

「這就是為了讓這種人也可以做才創造出來的運動。」

是啊，是這樣對吧？我在稍微得到一點勇氣後打電話到附近的皮拉提斯中心，結果聽到價格之後又默默打消念頭。

在考慮幾個選項後，最終我報名了健身班，並透過友人的幫助，跟某個很熟並擔任健身教練的哥哥上個人訓練課程。雖然不是說我不心疼那個原本就見底的錢包，但我還是決定改變自己的想法。其實以前「本錢」跟「CP值」可以說是我人生的關鍵字，一天八小時都坐在辦公室，那是多辛苦才賺來的錢啊？可不能隨隨便便就花掉。我總是認為，必須用最少的費用來達到最高的效率，結果竟然選了想都沒想過、每堂課都需支付費用的個人訓練課程。

或許是我痛了幾個月後想法就改變了，了解到我還得用這個身體過剩餘的人生，以原本這種狀態可撐不下去。我決定試著改變支配我的所有生活模式，盡可能地消費跟移動，即使如此我也想要改變，不對，我必須改變。

之後，我決定要過著每天早上九點起床、一天運動兩個小時的生活。我不得不在生計面前變得勤勞。一開始我只急著要把指定的運動量做完，卻在回到家之後只倒頭大睡，根本沒餘裕好好處理工作。但似乎有某些東西慢慢開始在改變。我開始可以區分好的句子跟不好的句子，我好像看得到藍圖，知道自己之後該畫些什麼。

就這樣三個月過去，很多事情都變了。首先，我還在上班時寫的四篇中篇小說，成功修改成一本連續的小說合集，作品集的題目叫《大都市的愛情法則》，我曾經以為這是個不可能的任務。

我甚至還去大學講課、在報紙上連載《雖然會胖，但還是想一個人吃完半半炸雞再睡》！這個工作量是當時剛離職的我完全無法想像的，但我很開心地，呃不對，事實上是很艱難地處理完了。就像黃正音作家說的，這似乎是核心肌群的力量，也就是規律運動的力量。

收到第二本書《大都市的愛情法則》的那天，我真的哭得唏哩嘩啦的。是因為書太漂亮的關係嗎？還是因為寫書的辛苦過程像跑馬燈一樣閃過？雖然這些想法都有，但其實擔憂的心情是最巨大的。雖然我也擔心我的作品品質、政治正確跟銷售順利與否，但我最擔心的，其實是以現在的樣貌出現在人們的面前。用此生最重的體重出第二本書，從未出現在我人生的計畫裡。

我要坦白一件事，我現在的體重跟離職前比起來完全沒有減少。

雖然我努力不告訴周圍的朋友我每天都有在運動，但其實，我仍無法改掉每天晚上必須吃些什麼再睡覺的習慣。也因此再怎麼規律運動，體重卻連一公斤也沒掉，反而在我開始運動之後還胖了一點。控制體重的關鍵不在運動而是在於飲食控制，這個千古不變的道理，我可是用我完整的身體好好體驗過了，或者也可以說我正在體驗中。

即使如此（？）書也出了，我也做了出書的作家必須完成的所有宣傳活動。最近的時代是這樣的，比起以前的作家維持神祕主義不食人間煙火，現在的作家反而會被要求出來做全面的宣傳。特別是像我這樣的新人作家，有把自己跟自己的文章昭告全天下的使命（？），也因此，我幾乎參與了所有叫我參與的活動。報紙訪談跟獨立書店的活動、國際書展，甚至是拍攝 YouTube 的宣傳影片……。這之中沒有一個地方是可以把身體跟臉藏起來的。

如果在網路新聞搜尋欄上打我的名字，會出現跟我新書相關的幾個報導。我每次看到畫面都會嚇到。雖然我也經常因為那些與我本意不同的報導內容而感到驚訝，但大部分的原因是因為刊在報導裡的我的照片。看到那個跟照鏡子或是自拍時的模樣大不相同、可說是無限接近真實的報導照片時，實在是沒辦法不令人嚇到。臉上的瑕疵、多了好幾層的下巴以及鼻樑上的毛孔都看得一清二楚，那一瞬間我的心裡真是無言以對。

但從不久前開始，我對印有這種模樣的照片已經沒什麼恐懼了，真的遇到也覺得沒什麼特別的，甚至有時對批評我外貌的留言也不會特別感到衝擊。是因為開始真正愛自己？還是覺得就算不是自己想要的樣子也沒關係？絕對不是因為這樣。我只是決定接受，把現在這個瞬間的我，當作到目前為止我一路活過來的結果。我決定與其避開，不如原封不動地接受現在我的現實是我自己的這件事情。或許，這可能是逃離那每天晚上折磨我的罪惡感以及暴飲暴食的唯一途徑。

我就這樣一天一步地為了過不一樣的生活而掙扎，然後也許總有一天真的可以餓肚子睡覺也說不定？雖然就算真的不行也沒辦法……。

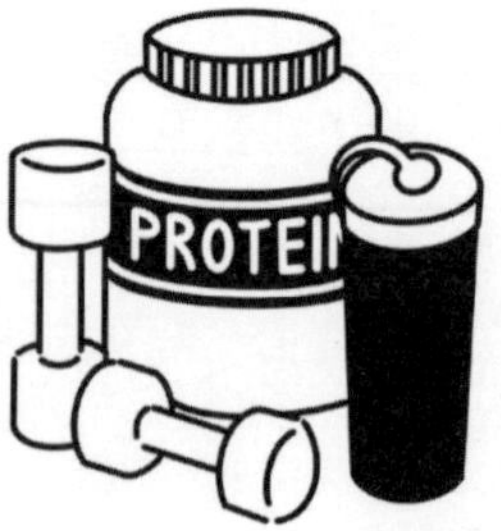

14

塑膠的民族

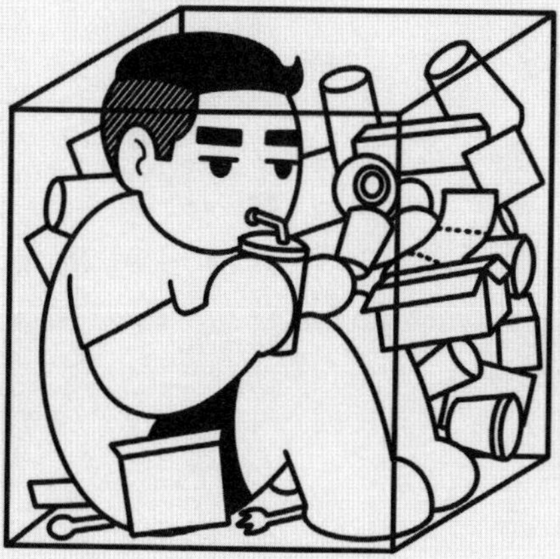

我想像的全職作家生活，是在湛藍清晨、太陽還沒出來的時間，在鬧鐘響之前就從床上起來，簡單用清水洗臉後，用比任何人都還要清爽的模樣坐在鍵盤前，伴隨著升起的太陽，小口啜飲咖啡或水。寫了大約五個小時的文章後，大概在太陽升到地平線正上方時，做些（在烤箱裡烤，兼顧營養和低油脂的）簡單料理來吃，之後換上運動服去健身房或皮拉提斯中心，做兩個多小時強化暨脊肌的肌肉運動後，享受讀書或文化生活度過晚間時光，再跟朋友們見面進行簡單的社交活動，回到家後修改那天寫的文章再睡覺之類的。

我在剛開始運動的時候，也多少購買了些有機食材，邊看料理 YouTube，邊做蔥油、煮花椰菜來吃，還烤南瓜，弄些亂七八糟的。下午認真地去皮拉提斯中心，大概做一下肌肉運動，也會泡乳清蛋白來喝，裝模作樣了一番。不過我健康優雅的生活並沒有持續很久。

比地獄還可怕的截稿季到了。

上個月，第二本小說集出版後，我忙得七葷八素，實在找不出構思新小說的時間。截稿日延了又延，最後甚至是直接在印刷廠前交出原稿。我為了遵守人生絕對不能半途而廢的原則，只要有時間我就會拿來寫作。別說是早上聽到鬧鐘就起來了，我起床的時間就是工作時間，我睡覺的時間就是休息時間。我大概會睡兩三個小時，起來後就寫作，寫到頭昏腦脹之後又再閉上眼睛，又再起來寫作，腰痛的話就稍微躺下看一集 Netflix 連續劇……。

大概這樣過了半個月，透過休息好不容易找回的健康狀態，又再次崩壞了。我關著窗簾生活，都不知道是白天還是晚上，總覺得頭昏腦脹。心裡很著急，進度卻十分緩慢。問題不只這些。我在胃酸開始湧上來時才會找東西吃，我沒有時間出去，更別說是用烤箱烤東西了。最後我選擇的是像所有韓國人一樣，宇宙第一方便的「外送 APP」。

使用外送 APP 的人都知道，一人家庭的外送飲食不多，點餐的時候為了配合金額最少都得點兩人份以上。菜單兩份就代表食物量也是兩倍，而為了美味，餐點使用了各種調味料，鈉也是兩倍狂嗑，最後總是消化不良。我也經常把它分成兩餐吃，看著冷掉的外送食物裡凝結的脂肪，才意識到我吃的食物裡放了多少的油。如此這般終於吃飽後，稍微睡一下起來，本來就很大的臉甚至會再大兩倍。幾個星期用盡全力調整菜單、規律運動練出的身材，大概兩天用外送飽餐幾頓之後，就全都變得徒勞無功了。

不只身體出問題。就算一天只有兩餐吃外送食物，你一回神就會發現，家裡堆積了超多免洗餐具。從飯碗到湯碗、餐盤跟免洗湯匙和筷子……。我大概只要有三天窩在家裡點食物來吃，餐具就堆得像座山了。專心寫作的時候沒想那麼多，文章完成之後看看我位子四周才發現，原來只是讓一個身體好好活著就會產生這麼多垃圾，甚至還是不會腐壞的垃圾，心裡真是過意不去。

對塑膠製品的警惕、地球遠方鯨魚肚子裡有韓國產塑膠容器之類的軼事太過有名，現在也不覺得新奇了。我們很清楚知道，我們所生活的地球並不會無限包容我們造成的汙染。儘管如此，我卻沒有辦法阻止我自己為了一時的方便而按下外送APP的結帳按鈕。

我最好朋友的Kakaotalk暱稱整整六個月都是「超討厭紙吸管」。韓國許多的咖啡專賣店以最大的連鎖店星巴克打頭陣，開始投入使用紙吸管。這種紙吸管的型態和質感跟衛生紙捲筒類似，所以在網友間，兩者相似的照片還被作成迷因廣為流傳。雖然我也覺得，放在咖啡裡三十分鐘就呼嚕嚕爛掉的紙吸管一點都不方便，但我同意要減少使用塑膠用品，所以覺得乾脆就不要使用吸管。畢竟就算嘴巴或鬍子稍微沾到一點咖啡，對生命也不會造成什麼威脅。

政府施行減少免洗用品，特別是塑膠用品使用的政策後，各個產業都開始尋找取代塑膠用品的行動。對於倫理消費跟趨勢特別敏感的（？）出版界也加入這波行動，出了各種「環保」用品當周邊商品。但問題在於，這種環保周邊出得太氾濫，我也一時間多了好多不知道從哪來的免費環保袋跟環保杯。為了減少免洗用品，結果讓可多次使用的用品變成免洗用的了。

鄭世朗作家的小說《地球上唯一的韓亞》的主角韓亞，在西橋洞經營一家叫「轉世」的修衣店，她把老舊的衣服重新改造，並賦予它們新生命。韓亞不想給地球製造負擔，在職業中貫徹自己的生活哲學，並為了實踐自己的倫理而活，是難得一見心地正直的人。我從以前就很喜歡也很憧憬像韓亞一樣的人，但我其實完全沒有那樣的生活哲學或標準，就算有，很多時候也只是一次性的。

我狹窄的房內有很多襯衫跟內衣，從M到XXL尺寸都有，多到連站的地方都沒了。這些都是我為了這個胖了又瘦了足足一百公斤的身體，在反覆暴飲暴食跟減肥中隨便買來的便宜衣服。在快時尚的風氣中，所有人都清楚知道，隨意買來又丟掉的衣服是多大的公害。儘管我也了解這種常識，卻只能看著房間裡堆滿的衣服山嘆氣，始終克制不住每次壓力大時又買便宜衣服的壞習慣。有時我好像只是為了吃跟消費而存在似的。韓亞如果看到我的房間應該會驚慌失措地大聲喝斥吧？

我這狹小的套房似乎已成為罪之殿堂。我的書桌周圍充滿為解燃眉之急的免洗餐具，還有四處可見的果蠅、衣服山，以及一堆還沒看的書。我一個人住竟然還製造了這麼多垃圾，甚至連身體也沒有照顧好，到底是在幹嘛啊？我不禁這麼想。

我有的時候好像會在我的身體裡發現一個地球。我的身體因為礦物質不足，指甲很容易裂開；因為免疫力不足，而長乾癬或產生脂漏性皮膚炎之類的慢性病。需要或有用的東西都不夠，就只是一個被大堆垃圾占領的巨大構造物。

這所有的惡性循環只有一個解決方法——自我約束。我們可以把它整理成這樣的單詞，也可以說它或許是這個世界上最困難的事情。因此，我現在也在極力壓抑自己想打開外送APP的心情，並下定決心，今天晚上一定要餓肚子睡覺。這不只是為了我自己，也是為了地球（？）。

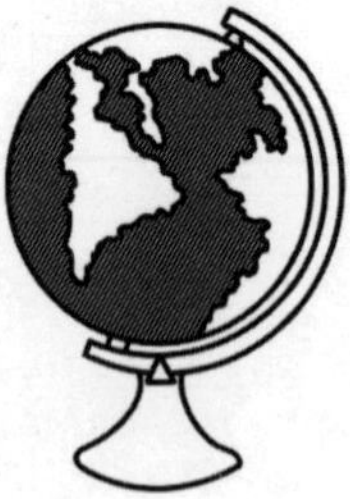

15

拜託腳放下來啦！

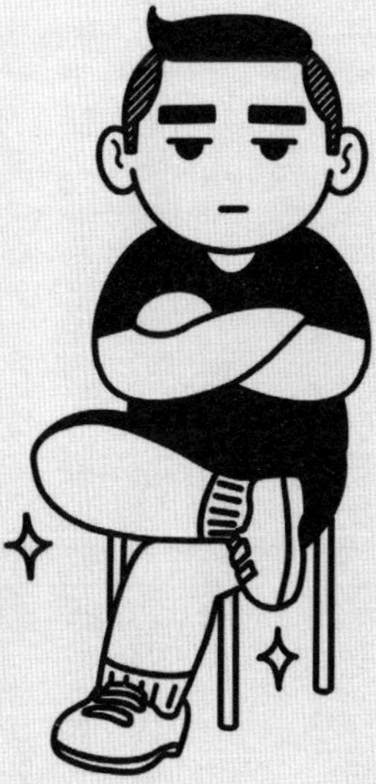

我不久前見了我為數不多的朋友之一，金。電影系出身的金是我認識很久的朋友，他在學生時期有入圍過數一數二的影展決賽。因為這樣的背景，我在寫《無人知曉的藝術家眼淚跟宰桐義大利麵》這個以電影導演為主角的小說時，他幫了我很大的忙（因此，雖然他沒當電影導演而變成內容製作公司的職員，我還是叫他「金導演」）。我跟他的電影喜好很像，所以會定期一起去看電影。

這次我們也一起看了部熱門電影，並分享了很多事情。我們談到講述九〇年代故事的這部電影在文法跟單字使用的方式上很文學，他便突然講起最近看的小說故事。他說那是在業界引起巨大話題的書，還給我看了小說內文的照片，看了之後發現是我朋友金世喜作家寫的小說中的一段詞句。那是主角晶兒（音譯）的男朋友連勝（音譯）為了拍電影而從服務的公司離職的章節。晶兒跟自己的朋友花英（音譯）說這件事後，花英這樣回答：

「喂，你剛剛沒有聽到什麼聲音嗎？」

「什麼聲音？」

「人生喪鐘的聲音。」

我們看了這段文句好一陣子，不停笑出聲來。如果是電影系的學生，不對，不只電影系，如果決心從事藝術領域的人，都會被這段文字笑到上氣不接下氣。我笑了好一陣後問金：

「金，你現在有沒有聽到什麼聲音？」

「人生喪鐘的聲音？」

「不是，喪鐘早打過了，是我從肚子裡發出的聲音……。」

我們就這樣一起去吃了飯。今天的菜單是義大利麵。平常總是讓朋友請的我，久違地決定請朋友吃一頓。一直到餐點出來前，我們都還聊得不可開交，結果餐點一上來，現場立刻變成一片寧靜，我們只在吃東西的時候才會停下嘴巴。

當我們狂把食物送進嘴巴裡時，我想著，聽說在法國，晚餐會吃上三四個小時，這到底是為什麼呢？不知道是我個性本來就很急，還是韓國人普遍共有的「快點快點」的習性，再怎麼悠閒吃飯，我一般吃飯時間都不會超過三十分鐘。尤其我跟朋友吃飯時幾乎是用吸的，通常花不到十分鐘，跟金一起吃飯的時候更是如此。那天我們也是不到十分鐘就把數萬韓元的義大利麵清空，然後在位子上等點心。我感受到某種程度的飽足感，以及與其不相上下，有些微妙的不快感覺。我問金：

「喂，金導演，為什麼只要我們兩個見面就吃這麼快啊？好像被誰追趕著似的。」

「我們吃很快嗎？我沒這麼想過耶。」

金專心想過後又開口：

「可能是因為我弟弟的關係吧。」

金那從小食慾就異於常人的弟弟，只要一起吃飯，就會用比任何人都還快的速度吃東西，說是看不下去冰箱裡放滿東西的樣子，聽說到現在都還是會把金買回家的那些零食點心之類的東西吃到一點也不剩。仔細一想，我在腦海裡突然浮現金家族照裡弟弟小時候的模樣。

「你弟弟現在還是一樣塊頭很大嗎？」

「嗯，現在一樣很胖。」

「很胖嗎？比我還胖？」

「沒有，沒到這程度。」

我一邊笑一邊罵髒話。

我們是那種可以對彼此的身體說三道四，卻不會有什麼嫌隙的關係，雖然是很久的朋友，卻似乎沒什麼共通點。特別是對於時尚這塊，我們的意見差異很大。金導演就像穿著長袍的朝鮮時代閨秀，會把除了臉之外的身體部位都遮起來。夏季悶熱氣息還濃烈殘留的那天，金也是穿著牛仔褲跟格子襯衫，然後戴了帽子出來（我把他的裝扮當成是電影導演的制服）。我看著金一邊流汗一邊喝咖啡，自己莫名也覺得悶，於是叫他把帽子拿下來，但他怎麼可能聽我的。即使是相隔數十年，酷熱再度襲來的二〇一八年夏天，他也一樣每天都穿牛仔褲，這點我還是知道的。我問他到底為什麼要這樣，他只說，他覺得把自己身體露出來很不好意思。

「那你在家裡也是這樣包成一團嗎？」

「瘋了嗎？當然房門一關上就把衣服全脫了，開冷氣躺著啦！」

相反的，我就像只穿登山服的中年人一樣，選擇了方便調整體溫的外服。雖然知道別人可能會覺得很醜，但我還是旁若無人的，穿短褲坦然地把腳露出來，順利撐過夏天。

但是這樣的我也不是一出生就這樣，二十幾歲時，我也面臨各種只屬於我的外貌煩惱。

我跟金類似，覺得腿毛很多很厚所以害羞，即使在很熱的夏天也還是堅持穿長褲，如果頭髮沒有好好整理，就沒辦法踏進教室。因為覺得戴眼鏡看起來很醜，即使有乾眼症，也還是戴了超過五年的（超貴）日拋隱形眼鏡，甚至動用了大學時期所賺不多的錢，果斷拿去做了視力矯正。

現在呢？每天晚上下定決心要餓肚子睡覺，卻還是暴飲暴食，然後早上盡是選一些讓身體四肢顯而易見的衣服出門。二十幾歲的我如果看到現在的自己可能會暈倒吧？我不只讓大幅超過一百公斤的身體穿上鬆垮的T恤配露出一大截大腿的短褲，還帶著剛洗完隨便吹過的頭髮，披頭散髮到處跑。他應該會覺得這是在惡夢裡才會見到的場景吧？

不知道是不是因為聽說我離職之後時間變多，我從很多地方收到演講或新書座談會之類的活動邀請。這個月的行程特別多，甚至超越了文壇的洪真英[1]，來到洪吉童[2]的境界跑遍全國了。但同時，我也努力不讓好不容易養成的運動習慣斷掉。我最少一週會做四次的早晨肌力和有氧運動，並經常在健身房的浴室吹乾頭髮快速打理後，就跑去搭客運或火車。

因為常在運動之後趕去很遠的地方，服裝也自然簡單化，我會盡可能選穿比較方便的衣服。平常我對於自己的這種樣子沒什麼特別感覺，但偶爾看到別人上傳有關活動的批評或回饋的照片時，才後知後覺發現原來我那個時候穿短褲啊！

（覺得我平常很奇怪又邋遢，但一上台又會講些冠冕堂皇的話，實在讓人無法適應，所以）不太常來我的活動的金，在第二本書《大都市的愛情法則》上市後，初次來到我的新書座談會。

出版社租借了圖書館寬廣的大廳舉辦盛大的活動，因為空間很大，交通又方便，也有很多平常對我的作品活動沒什麼興趣的朋友跑來參加了。我在眾多的觀眾面前以十分緊張的模樣努力主持活動，但坐在舞台前的金一直暗示我確認手機。我假裝確認時間瞄了一下手機，卻看到整個畫面都被金傳的數十封訊息所覆蓋。

「腳放下來啦！」

「朴相映，腳放下來啦！」

金著急傳來的訊息顯示，我因為褲子太短，又把腳翹起來，結果裡面都看得一清二楚。

不久前在一個網路書店營運的 PODCAST 公開節目，我也是沒想太多就穿平常的衣服過去，果不其然，又因為褲子太短被嘲笑了。幸好主持人兼活動高手（？）的金荷娜（音譯）作家也跟我穿類似長度跟設計的褲子，讓我比較安心一點。我厚臉皮地把我們兩人稱作「短褲派」。

1 韓國TROT歌手，被稱為商演女王，跑遍全韓國各地區進行各種大小的商業。

2 朝鮮王朝燕山君在位期間的一名義賊，在當時活躍於朝鮮八道（即朝鮮全國）。

剛作為作家出道時，只要跟書有關的活動，我就像中堅企業的業務般堅持只穿西裝。因為可以跟讀者接觸的機會少，所以我會有每個瞬間都必須把自己最好的一面表現出來的壓力。但我隨著日子變胖後，可以穿的襯衫漸漸變少，從這個時候開始我的原則就崩壞了。

盡全力注意外表這件事從某一瞬間開始對我來說變成一種假象，甚至覺得，這會不會是我到目前為止感受到那些無謂自我壓迫的一種延伸。在這個每分每秒都必須創造出更好價值基礎的資本主義社會中，不可能有所謂的「最好」。頒獎典禮、新書座談會也是一種節慶（？）跟宴會，不是應該好好享受嗎？因此除了以正規西裝為原則的活動場所，我決定只穿輕鬆的衣服去就好。

比起在意緊身西裝褲的橫向皺褶，去在意我說的話或態度、我被賦予的話語權，對身為作家跟演講者的我應該是更好的選擇吧？這或許是我為了在成衣店買不到衣服的自我合理化。是啊，優質的談話內容比較重要吧？服裝有什麼重要的（雖然我隨意吐出的話是否可以稱作優質還有待商榷）。

就這樣，我今天再次下定決心要餓肚子睡覺，同時也知道最後會失敗，並正試圖跟自己和解中。

16

可以說用我自己的方式

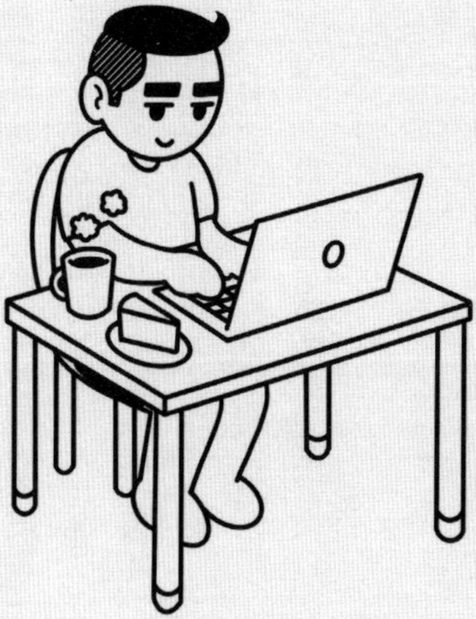

在韓國以作家為職業過活並不容易。每年都會有許多新人透過幾個新人獎或新春文藝、網路徵文等各種管道嶄露頭角，而這之中能正式出書的人並不多。作品受到殘酷的評價是基本，特別是像我一樣的新人，每次機會都可能是最後一次。因此在出第一本書之前，根本沒有拒絕這種概念。就這樣好不容易出了第一本書之後，狀況也不見得會變好。（雖然哪個行業不是這樣，）有認知度或站穩腳步的作家，相較起來行銷比較容易，但知名度接近零的新人作家，必須透過萬般的努力來宣傳自己的書。

幸運出了第二本書的我情況也差不多，出書後，只要是跟讀者見面的活動或訪談、新書座談之類的，我都很樂意地（或是不得已地？）全程參與。其實可以對作家提出的問題有限，導致每次類似的問題我都會像輪唱曲一樣回答，而在這之中，有一些問題會壓倒性地常見：

第一次寫作的契機是什麼？

為什麼成為小說家？

這些其實對作家來說是最一般且平凡的問題，但我卻每次都會在這樣的提問面前不知所措。因為我從有記憶以來就莫名喜歡寫作，並沒有什麼決心成為作家的契機。雖然這麼說，倒也不是完全沒有，硬要說的話，也的確是有一些故事。

首先，我從小就抱著克莉絲蒂全集[1]跟《哈利波特》長大，曾是擋不住的讀書狂也算是理由之一。而我之所以立志成為「小說」家，而不是以其他文章的形式，這個嘛……會不會是因為這樣的形式最適合我呢？我一邊生活，人生也一邊慢慢往作家的生活軌跡靠攏，也許這樣的表達比較正確吧！

我到現在都還記得出生以後讀的第一本韓國現代小說，正是朴婉緒作家的《非常久遠的玩笑》。我看著她以極度貼近現實的方式再現現實的小說，覺得十分有魅

1 阿嘉莎．克莉絲蒂，被稱為「偵探小說女王」，發行了超過八十本小說和劇本。

力。那之後我就陷入韓國現代小說的魅力之中，並開始閱讀許多作家的作品。

此後也有幾個動搖我靈魂的韓國小說。殷熙耕作家的《鳥的禮物》，早熟的主角提到「我因為了解到人生對我的不懷好意，而停留在十二歲」，對於用若無其事的表情混在人群之中，卻一直被疏離感所困的十幾歲的我，給予了巨大安慰。

此外，申京淑作家的《單人房》，是十九歲時為了報考各大學而獨自來首爾的我，當時情感投入最多的小說。看著她住在九老工業園區[2]附近的單人房，白天當工人，晚上成為產業學校一員的軌跡，我才發覺原來不只我有那種無法被他人了解的孤獨，與似乎被遺留在世界角落的感覺。

順利進入大學之後，那種「疏離感」還是沒有消失，反而一直持續著，只是強度跟種類不同而已。我在人群中若無其事地吵吵鬧鬧，回家後卻莫名湧上後悔跟空虛。每當這時，我就會坐在我狹窄的房間內讀書，在那個瞬間，我才似乎感覺到我是我「自己」。

當我去報社或出版社營運的學院聽小說創作課時、在每一次的新春文藝或文藝雜誌徵文投稿小說時，也並沒有特別意識到自己會成為小說家，或是產生成為小說家的偉大願望。頂多就是年輕時期的我，把「小說家」當成眾多職業選擇中我可以嘗試的其中一個。

正式開始寫小說，大約是開始在第一家公司上班的時候。當時我在一家雜誌社工作，我對職場「折磨人」的那種文化感到很厭倦，腦子裡盡是那種不想接受他人想法，只想寫出表達自己文章的意志。我從忙碌的日常中擠出時間，報名了文學與知性社[3]營運的文知文化院小說創作學院，在那裡遇見了跟我頻率很合，也跟我同齡的一位女性，她就是（現在變成作家同事的）金世喜。

2 位於韓國首爾特別市九老區。
3 韓國的一家出版社。

金世喜跟我在課程結束後，還一起創辦了「皇家KTV」的讀書會，一個星期看一本書，並在一個月寫一到兩篇八十頁的短篇小說，讓人充滿了鬥志（那是個只有生產力跟鬥志爆滿的時期）。當時金世喜寫了有關二十幾歲情侶經歷的各種事情，我則主要寫關於職場生活中感受到的憤怒與酷兒題材小說。那時我們寫的小說沒什麼可看性，但卻似乎充滿了（雖然不確定是什麼，但非常接近）真心。說不定是非常接近我們自己模樣的那種文章。

當時我們並不是透過寫作單純創造那種世上沒有的虛幻故事，而是對於自己內心的某些問題不斷提出疑問。然後在某個瞬間，已經徹底掉進小說寫作魅力之中的我，回過神來時已經離開職場，進了研究所的文藝創作系。我的情況比較像破釜沉舟，當時我想，如果兩年期間沒有任何成果，就會毫無留戀地放棄寫作。

進入研究所之後更沒什麼地方可去（？）的我，跟比較合得來的朋友組了讀書會。當時已經進入文壇的姜禾吉跟宋智賢（音譯）、林丞薰（音譯）等小說家，都是當時我的學友（因為忠武路附近豬腳很有名，所以我取了「黃金豬腳祕密敢死隊」，簡稱「黃豬祕敢」）。我們都是正在準備第一本書的「新人作家（我沒有任何合約，也沒得過文學獎，因此只是自稱）」，我們一週會見一次面，收集當代發表過的短篇小說來看，或是看推理小說、驚悚跟各種類型的長篇小說，一邊猛烈拓展自己的疆域。當時的我為了出道，為了成為擁有自己書籍的作家，全心投入分析當代流行的技巧跟主題。也可以當成是那種只為獲得他人認可的文章。就這樣，我投稿到地球上幾乎所有存在的文學獎跟新春文藝，大約三年期間落選了超過（不誇張，真的算得出來）五十次，我累積了比任何人都豐富的小說作品，卻也嘗到了同樣程度的絕望感，而成了令人失望又各方面都不足的待業生。

這段期間，原本是同僚的金世喜先踏入了文壇，一起學習的姜禾吉則在準備出第一本書。我為了還卡債，決心拋棄餘下的留戀在小公司上班。曾是同僚的宋智賢跟姜禾吉對當時很辛苦的我說過幾句話：

「你平常說話很有趣，但是很奇怪地只要開始寫作，你就會變得莫名嚴肅。直接用你的語氣寫寫看吧，更像你自己一點。」

我好像變成連續劇主角一樣，被「到底像我自己是指什麼」的疑問困住。我開始寫起跟以前不同的文章，我用自己的語氣，將當時對我來說最重要的問題，變成好像現實中發生的事件一樣重新編寫，並把它連接成小說。說不定是比較接近散文、可說是更接近我自己那種方式寫的文章。

在那之後，我久違地感受到一股切實的解放感。我重新意識到，我曾以為寫作是一種看著他人、從他人那裡獲得認可而開始的行為，但其實是我向著自己、我所在的道路。我把當時寫的兩篇小說拿去投文學社區的新人獎，成了我曾如此期盼的作家（好不真實！）。過去三年期間，我就像一匹賽馬一樣，瘋了似地向前跑，真的就只是在奔跑。

除了前面提到的問題外，最近最常聽到的問題是「你是怎麼在公司上班的同時，還寫了兩本小說的呢？」每次被問到這種問題，我都（用有點謙虛的表情）回答我也不知道是怎麼做到的，但現在好像有一點明白了。對我來說，公司生活跟寫作就好像成套的商品一樣。雖然寫作這個行為本身跟公司生活的所有工作一樣都是「勞動」，不過或許我是透過寫作，獲得一種「存在證明」也說不定。我從為他人消耗自我的想法中自由，用我的聲音，說只屬於自己的故事，而那種感覺讓我撐過了受失眠所困、只能瞇一下卻還得繼續賺錢的現實。

不久前，我的朋友宋智賢作家（因為她特有的完美主義跟懶惰的關係，現在才）出了自己的第一本小說集《可以說是用後記的方式》。這本小說集裡有這樣一句台詞：

「這種事情可以稱為成長嗎？只是變得又脆又乾燥。」

說不定，我也是正在走一條變得又脆又乾燥，並朝著自己走來的路也說不定。說不定，那也是一件可以稱之為成長的事情。

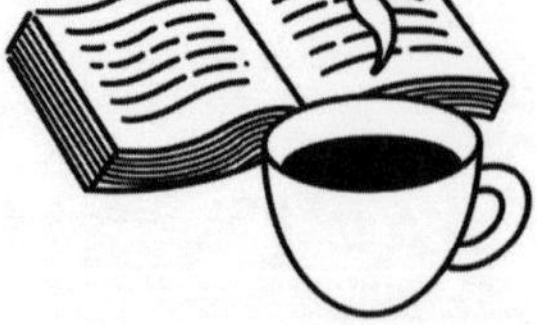

17

釜山國際影展

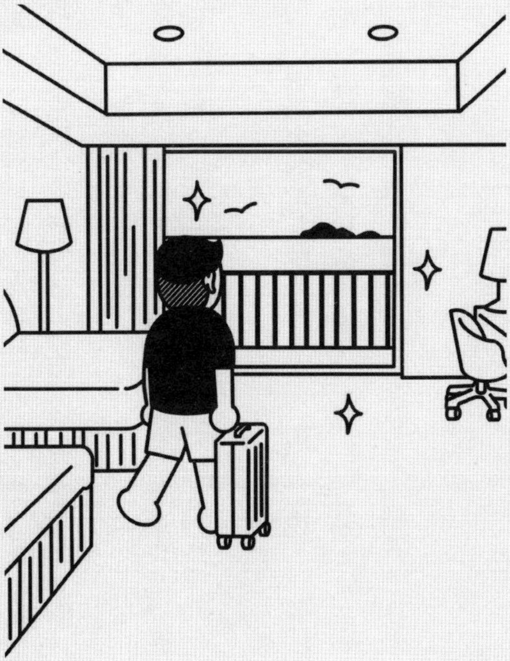

當時我正軟爛地坐在地鐵的硬椅上，感受到腰部在疼痛。我為了講課，正在前往京畿道[1]的一所大學路上，並想起了居住在京畿道三十年的宋智賢說過的話：

「京畿道人的人生有百分之三十是在大眾交通上度過，所以在京畿道生活要維持良好的性格，絕對是一件非常困難的事。」

就在我想這的確很困難時，有一個陌生的電話號碼打來。接起電話後，一名男性介紹自己是釜山國際影展[2]的節目編排人員，想請我擔任「Cinema Together」節目的導師。我問他怎麼會找上不是電影人的我，編排人員回答他曾看過我的作品〈釜山國際影展〉，覺得很有趣。

二〇一八年五月，我在《現在文學》這本雜誌中發表了一篇中篇小說。小說的名稱叫做〈釜山國際影展〉。該篇作品是我的出道作〈尋找派瑞絲希爾頓〉的後續故事，同時也是我的第一本小說集《無人知曉的藝術家眼淚跟宰桐義大利麵》中最後書寫的作品。

〈釜山國際影展〉中幾乎沒有出現什麼跟電影有關的內容。所謂釜山國際影展，只是主角朴素羅（音譯）參展電影失敗、夢想挫折的象徵，並與二十一歲的軍人一起開心出軌的場所罷了。但是這個小說竟然能夠讓我得到影展節目的邀請聯絡。

素羅沒能獲得邀請的釜山國際影展，最後卻是由我獲得邀請，莫名讓人覺得諷刺、耐人尋味（？）。

掛掉電話之後，我趕緊打電話給身為電影人的金，問了那是什麼樣的節目。

1 京畿道是韓國的一個行政區域，環繞著韓國首都首爾和仁川廣域市，總面積一萬一千七百五十平方公里，人口超過一千三百萬。

2 釜山國際影展是韓國最大型，亦是亞洲重要影展之一。影展定於每年十月第一週週四至未來十天在韓國第二大的港口城市釜山市舉行，主會場位於海雲台。

「那個一定要去。」

「沒有錢拿也要？」

「那個沒有錢也要去啦！」

我的原則是沒有錢的話絕對不離開床半步的說……但我聽他說，節目本身不會到很難。流程是選出影展上映作品中的其中五部，然後和選我當導師的十位觀眾一起看電影，進行簡單的討論就可以了。在火車票跟住宿預定困難的影展期間，飯店跟交通都免費提供，甚至還可以看五部電影，我不禁懷著閒情逸致想說求之不得，卻沒想到那即將降臨到我身上的未來。

我到了影展單位幫我預訂在海雲台[3]的飯店時，不禁發出歡呼聲。房間在很高的樓層，而且窗戶寬敞，一眼就可以望見大海。再加上客房就像宮殿一樣廣闊，甚至連床都有三個。雖然我也不知道其他兩個到底什麼時候會用到就是了。我從在飯店一樓工作的影展工作人員那邊聽到，參與影展的演員也跟我住在同樣的飯店，經常可以在電梯或餐廳裡看到有名人士泡在酒裡的憔悴模樣。這裡到主要上映電影跟舉辦活動 Centum City[4] 徒步約四十分鐘。（在下定不會遵守的決心上有驚人素質的）我下定決心要在四天三夜的行程期間，從住宿的地方走到電影院，就當作是這幾天的有氧運動。

我把行李放下後就急忙開始跑影展的官方活動行程。我第一部電影看了電影人札維耶．多藍[5]的〈馬提亞和馬克西〉，出來時發生了件好笑的事。電影院前面有個男性正在發宣傳用的傳單。我收到傳單一看，發現是寫有釜山國際影展裡酷兒電影目錄的傳單。我一邊等著學員，一邊看著那張紙，發著傳單的男性突然跟我搭

3 海雲台區是大韓民國釜山廣域市東南方的行政區，一九九四年被定為旅遊區，有著名的海雲台海灘，是韓國具有代表性的國際休閒度假勝地，並矗立許多高級住宅區，也是釜山國際影展的其中一個會場。
4 Centum City是位於韓國釜山海雲台區的一個大型複合式都市開發計畫區，這裡也有全世界最大的百貨公司。
5 札維耶．多藍是一位加拿大電影導演、編劇、製片、演員、配音員，十九歲時以導演處女作《聽媽媽的話》在當年的坎城影展拿下三項大獎。

話。

「請問你是作家嗎？」

因為嚇到了，我用很小的、死氣沉沉的聲音說「啊……對……」。

「對吧對吧，我是您的大粉絲。」

「啊……非常感謝你。」

那位男性自我介紹是個剛從美國回來，跟電影界相關的人。我覺得不太好意思，就以要去看下部上映作品為由趕緊離開那個地方。但是那位男性擋在我面前說：

「您的小說……那個……夏天……那個！我覺得很好看！」

二〇一六年，同年一起出道之後，我跟夏天……的那位作家[6]真的被一同「召喚」了數千次。我一邊笑一邊說「我不是那位作家」，學員們則用傳單遮住臉，憋笑憋到臉都紅了。我也憋著笑，忙著跟學員一起移動腳步趕去看下場電影。那位男性追著我們一行人繼續說：

「但您好像的確是作家吧？您寫了什麼作品呢？您是寫酷兒小說對吧？」我們最後還是沒能忍住，笑著說趕快離開電影院吧。

那天我跟學員總共看了三部電影，之後我們就聚在電影院附近的啤酒屋一起討論看過的作品。會後的慶祝結束之後，時間還沒到十二點。電影界的人們跟認識的人三三兩兩聚在一起去了別處，而我則獨自慢慢走回飯店。

6 這裡指的作家應是作家崔恩榮，其著〈那個夏天〉收錄在《對我無害之人》一書中。

酒醒了，也睡不著，我別無他法（？），只好打給以製作公司職員的名義來到釜山的金。金用多少有點疲憊的聲音接了電話。我告訴他房間裡有三張床，引誘他來我的房間。金一開始沒中計，結果我一說酒跟下酒菜都我請，他就立刻跑到我的房間來。

金跟我的住處徒步距離大概十分鐘，但他不到五分鐘就到了。我從行李箱拿出精心準備的一瓶伏特加和餅乾給滿頭大汗跑過來的他，我們一起喝酒吃餅乾。既然如此，我到底為什麼要花四十分鐘渾身是汗的走回飯店呢？我為了壓抑自己的羞愧，酒喝得更快了。

我們就像平常一樣，講著一點也不有趣的話題，之後金就開始講到他在來影展前去了趟故鄉的家。跟見面不到十秒鐘就開始你爭我吵的我們家比起來，金的家人從以前關係就很好。他們彼此尊重，也像朋友一樣通話，有的時候也會一起去家族旅行。我內心很羨慕金的家庭。但是這次的見面似乎跟平常不太一樣。

「我一打開玄關的門進去之後，你知道我媽說什麼嗎？」

「不知道。」

「她說『你怎麼變那麼胖』。」

「歡迎來到我的日常。」

「我真的有變那麼胖嗎？」

「我每天看所以不太清楚。」（我說完後開始避開金的眼睛。）

「啊，真想死。」

目前體重還是兩位數，不過是胖了幾公斤就想死，我對金過度誇張的反應感到好笑，但身為將心比心、能力優秀的優雅現代人，我還是拚命對他點頭。金看著我，用深邃的眼神說：

「相映啊，如果世界上只剩下我們兩個就好了。」

「你突然說什麼（鬼）話啊？」

「這樣我就是世界上最苗條的人啦！」

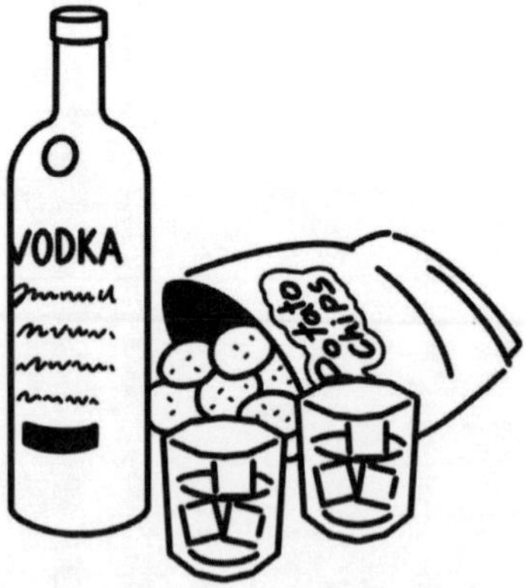
VODKA
Potato Chips

我把正在吃的餅乾放下，對金飆了世界上最狠的髒話。然後我們又開始忙著清空那瓶伏特加。

等到回過神時，四周已經開始亮了。我跟金躺在各自的床上，有種不祥的和煦籠罩在我的身上。我拿起手機確認時間，發現離第一場上映電影的開始時間只剩不到二十分鐘。我從床上跳起來，套上帽T，打開客房門衝了出去。我焦急地跺著腳搭電梯，在門打開之後又立刻狂奔到大廳外，門前正在舉行飯店薪資正常化的示威。我趕緊在飯店前面招了計程車，慌忙地跟司機說請到「電影的殿堂[7]」。司機似乎馬上就知道我是從其他地方來的。他看著遊行隊伍，發出嘖嘖的聲音。他說這都是因為中國人收購飯店的關係，並開始詳細地說明飯店的財務結構。這些資訊我不太清楚，也不太想知道，我只希望他能快點走。

到電影院的時候，電影正好要開始。我跟在電影院前面等待的學員一起順利地

7 位在韓國釜山廣域市海雲台區，是釜山國際影展的官方專屬場地。

觀賞了電影。電影還不錯。我戰勝了因前晚喝太多而總想閉上的眼睛，撐過了兩個小時。出來之後我跟學員們分享了簡單的感想後，決定各自休息約一小時，就去看第二場電影。

我去了電影的殿堂裡的咖啡廳，點了醒酒用的冰美式。我坐到位子上，用手機照了照臉，把眼屎摳了摳，觀察臉的狀態。我的黑眼圈很重，而且因為沒有洗臉，臉上各個地方都長了像癬一樣的痕跡。我正在想是不是應該回趟房間迅速洗臉再出來，還是趕緊到化妝室用清水整理一下，突然有個修長的身影籠罩在我的面前。我抬起頭來，發現前面站著的是我大學社團的前輩C。我趕忙用T恤上的帽子遮住頭跟臉，但我的大頭可沒辦法這樣就遮住。

「相映啊！我差點認不出你耶。」

我會避開大學認識的人都是有原因的。那些人看到畢業之後胖了超過三十公斤的我，要嘛就是很驚訝、沒頭沒腦地爆笑，再不然就是露出一副非常同情的表情。C前輩嘴角蔓延著微笑，（我也沒叫他這樣做，他就）拉了椅子過來，坐到我對面。我努力用小到不行的咖啡杯遮住臉，一邊問前輩怎麼會來這裡。

「我？當然是來取材的啊！」

這麼說來，我之前似乎有聽說前輩成了某個有名日報的記者。前輩說早就知道我成了作家，還說有看我的小說跟正在連載的減肥散文（就是這篇），覺得很有趣。

「我看照片的時候也覺得有胖一點，實際看還真不是開玩笑的。」

我一邊裝好人呵呵笑，一邊在心底祈禱前輩徹底搞砸這次的取材。前輩為什麼在這麼多的部門中進了文化部門，而我又為什麼剛好是在頭都沒洗的狀態下遇到他呢？我連問都沒問，前輩就自己評論說，至少比起以前骨瘦如柴的模樣，現在看起來比較好，只要減減體脂肪，然後透過肌肉運動養成健康的身體就可以了。我想著快點結束對話，有意無意地說自己已經一週會去三四次的皮拉提斯中心了。前輩收起臉上的笑容，盯著我說：

「相映啊，運動是很現實的。沒做過的人會以為只要開始就可以很快地改變體型，其實這個就跟積沙成塔差不多。不要心存僥倖，要抱著每天累積一點的心情持續做才行。」

前輩你的身材好像也沒有好到可以講這樣的話耶……我不希望談話一直繞著我的身材，所以就趕緊轉移話題：

「前輩下班之後去運動不覺得累嗎？我雖然是自由業也覺得很累耶。」

「我反而覺得很好。運動也可以紓壓啊！」

一點也不，別說是解壓了，我只覺得我到底為什麼要做這個，內心冒火而已。我覺得對話再繼續下去似乎對我沒什麼好處，就說已經接近訂好的電影放映時間，從位子上起身。前輩一邊說新作品出來的話可以跟他們來個訪談，一邊遞出名片。我接過之後就往電影上演的場館前進。在前輩轉過頭後，我就迅速地把他的名片亂折放到口袋裡。然後又下了根本無法遵守的決心，決定今天晚上一定要餓肚子睡覺。

18

正規尺碼牛仔褲

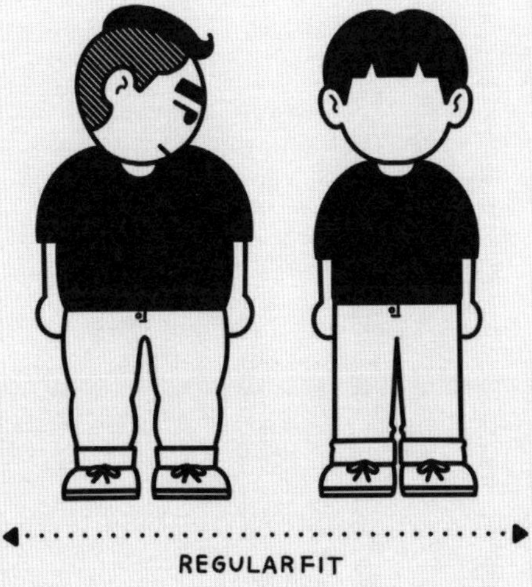

我最後一條牛仔褲又破掉了。

那是我不曾過度水洗，而且版型好看，所以很珍惜穿著的牛仔褲。

我通常買東西都會用很久，但褲子是例外。首先，因為我的體型比較特別，從買褲子開始就要傷透腦筋。

我的骨盆算小，但是大腿（非常）粗。肚子相較於體重沒那麼突出，但是側邊的肉很多。也因此，如果我按照大腿尺寸找衣服，骨盆部分就會太大，如果按照腰尺寸找，大腿又會太緊，如果選褲襠短的褲子，腰間的贅肉就會非常明顯……。整體上十分困難。歷經一番波折，最後會選緊身的褲子來穿，因為布料會自然延展變鬆，變得比較舒服一點。

但問題是，大概在褲子剛好鬆到符合我身形的時間點，大腿內側，也就是接觸兩邊大腿肉的地方一定會破掉。而且還不是沿著縫紉的地方整齊破掉，而是因為摩擦的關係導致布料磨出破洞來，也不好修補。在變成肥胖人之後，幾乎所有的褲子都是以這樣的結局告終。

再怎麼好的布料、高級品牌的褲子，狀況也沒什麼不同。因此我都是在SPA[1]品牌購買，至少在那裡還可以買到有彈性、價格合理的褲子。再更坦白一點的話，我過去三年有一個很喜愛的牌子，就是現在已經無法隨時掛在嘴邊的U品牌[2]。成了拒買運動[3]代名詞的U品牌，幾乎是所有成衣服裝中唯一以便宜的價格提供大尺碼（三十六英寸以上的、適合東方人體型、骨盆跟大腿舒適、長度也不會太誇張的）衣服的企業。在這個選擇消失之後，我只感受到絕望。

夏天的時候情況會稍微好轉，只要把幾件鬆緊短褲輪流穿就可以了。不過天氣

1 自有品牌專業零售商經營模式（Specialty retailer of Private label Apparel）之意。一九八六年由美國服裝巨頭GAP公司提出，是一種從商品策劃、製造到零售都整合起來的垂直整合型銷售形式。之後由日本Uniqlo成功運用並推廣。
2 即Uniqlo。
3 或稱杯葛日貨、抵制日貨等，是二〇一九年韓國因與日本的貿易紛爭而開始的抵制日貨活動。

一天天變冷，只靠短褲撐不下去的季節即將到來。我一開始幾天試穿睡衣用的運動褲，但總是有限度的。特別是秋天開始後，各個地方自治團體或圖書館、國際書展之類的地方會舉辦與書相關的活動。即使是我（？），也沒辦法只穿運動服就過去。特別是某港口都市舉辦的國際作家會議，還曾經發過含有以下文句的郵件過來：

由於是國際性的活動，建議您穿著西裝或端正的服裝。

我把這段文字秀給鄭映秀作家看，結果他說，這條感覺是特地為你設的。看看我過去這段日子的事蹟（？），我不禁認真地想，這話或許沒錯。

我在幾個大眾品牌跟大型服裝專賣網站上找褲子，卻沒能找到滿意的。最後是在家裡翻翻找找，終於找到一件買了許久，卻好像不是那麼喜歡所以沒穿的褲子。從腰的地方太寬、大腿跟小腿的部分卻很緊來看，可能是當時不小心買了正規尺碼的牛仔褲，就亂放沒穿了。我煩惱了一陣子，想到了一個好主意。

如果是住在我們社區的人都會知道，有個幾乎像神仙一樣會改衣服的店家。有點年紀的老闆戴著厚厚的老花眼鏡，是個從褲長到皮夾克的袖子都可以進行修改的達人。雖然這個老闆已經可以被看作是人類文化遺產，但有個問題——如果你不刻意催他，他絕對不會修改衣服。活動日期即將到來，我只好拿著褲子跑去修改店。

老闆叫我穿穿看褲子，然後在腰跟下襬等幾個地方插上大頭針，接著就把我的牛仔褲擱到像山一樣高的衣服上說：

「下星期一過來。」

如果是以前，我一定就乖乖等到星期一，但是三十幾歲的我可不好對付！

「老闆，我滿急的……」

「多急？」

「你可以今天給我嗎？」

「今天不行。明天。」（非常果斷的語氣。）

「怎麼辦……我有重要的事情……一定要穿的……。」

兩人之間蔓延著一股微妙的緊張氣氛，之後老闆嘆了口氣說：

「我知道了。待會五點過來。」

我知道，就算下午五點過去，衣服也不會改好，老闆只會對著那個手掌大小的真空管電視機，看著重播古早連續劇的頻道。

果然到五點，我一進店門口的瞬間，老闆就用好像第一次遇到這種事情的表情，說哎呀你看我這記性，然後從衣服堆裡拿出我的牛仔褲。等到我坐在比我身形還小很多的凳子上用手機看 Netflix 的期間，我那穿起來彆扭、長度過長的正規版牛仔褲，才終於被改成符合我身形的模樣。

週末，我順利地穿著那件牛仔褲參加國際作家會議。這個活動很長，一個會議超過三小時，而我的大腿則無情地緊到不行，感覺滿辛苦的。跟我一起參加的同事在我耳邊說「你為什麼穿緊身褲來啊？聽說最近比較流行正規版耶」，我笑著回說「這個就是正規版改的啦」，朋友看著我好像要爆掉的小腿，一邊爆笑出聲。

正規（Regular）在字典上的定義是這樣的：「普通的、平常的、均衡的……。」也就是說，正規尺寸應該是普通的、均衡的尺寸……但是到底……這到底是為了誰的一般尺寸啊?!

我因為活動跟衣服尺寸受到的屈辱（？）可不只這些。

之前有一次透過出版社，在一個有名的服裝品牌賣場進行活動。參加那個活動可以拿車馬費跟獲得該品牌的一件外套，而條件是必須穿著該品牌的衣服，並在媒體上露出。這對衣服總是不太合身的我是再好不過的事。我聽了活動負責人的話，在活動開始前一個小時前往現場試穿，但我開始覺得有點不安。因為在百貨公司或OUTLET買類似的衣服時，國內品牌幾乎找不到我的尺寸。不過這個品牌是以中年男性為主要客群，似乎不是完全沒有希望，我一邊這麼想，一邊往活動現場前進。

進去賣場之後，出版社跟服裝品牌的職員高興地接待我。但那之中有個人表情特別黯淡。出版社宣傳負責人介紹說那位是這個賣場的經理，叫我趕快試穿衣服。我扭捏地把包包放下說「哎呀，符合我尺寸的衣服沒幾件耶……」。表情不太好看的經理大步向我走來說：

「對，好像沒有。」

「嗯？」

「好像沒有符合你尺寸的外套。」

「啊，這樣啊……。果然啊，經常這樣啦，也是有可能的啊。」

在經理斬釘截鐵的表情面前，我也沒什麼特別想說的。現場空氣瀰漫著一股尷尬的氣氛。我想著好像似乎該做些什麼，就趕緊把放在地上的包包拿起，放到講台那邊的椅子上。然後說我要去附近逛逛再回來，就從賣場出去了。

這好像也不是什麼讓人生氣的事，但為什麼會心情不好呢？我也不是受了什麼天大的侮辱，只是沒有適合的衣服罷了。是啊，身為對賣場一清二楚的專家，只是在轉達沒有尺寸的事實罷了。不要想太多啦，我在腦海裡反覆說著，並定下心來。

我對我的身體並不抱持正面的態度，卻也不抱負面的態度。只是努力接受了原本的我。剛以作家出道時胖到讓人驚恐的照片，最近也只是覺得，啊這樣啊。以前即使我主張自己的身體跟內心是特別的，卻仍經常對無法穿上一般款的牛仔褲而感到絕望。不過現在我對於我的變化、我的遲鈍，既不喜歡也不討厭，只覺得自然。

我最近也固定運動著，但沒告訴其他人。如果說我有在運動，甚至在重訓，人們好像就會有某種期待。偶爾告訴誰這件事時，我會多少露出防衛性的微笑，說這只是個為了健康的生存運動，事實上那只對了一半。

如果一開始就是這麼為健康著想的人，就不會每天想著晚上要餓肚子睡覺，又一直暴飲暴食了。我也不太懂自己的心。成衣店是什麼、正規尺碼又是什麼，我怎麼也搞不清楚。而我的人生，今天也同樣在流逝。

19

我人生最後一次的算命

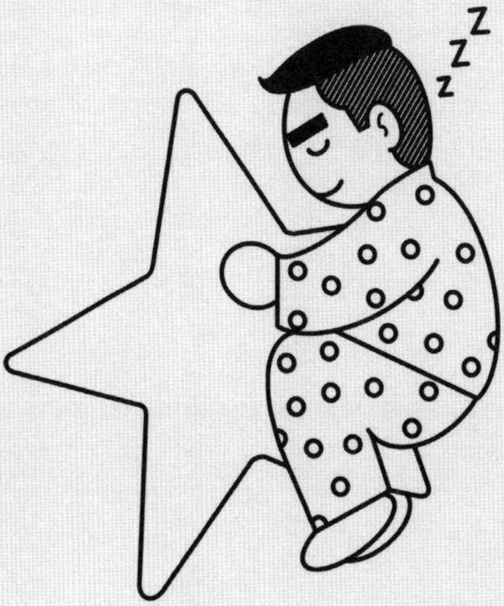

十二月，我第一件做的事就是打電話預約命理事務所。迎接新年，得去算一下土亭祕訣[1]。

突然去算命？你可能會想說這是不科學又不合理的選擇吧？其實我比任何人都還這麼覺得。我在保守的基督教家庭被強迫跟隨「家庭信仰」長大，成人之後拒絕所有的宗教活動，甚至可說是個不相信眼睛看不到的東西的唯物論者。儘管如此，我還是會定期去算命，其中特別是八字，因為當時實在被逼到懸崖邊了。

時間是二〇一六年，我是文藝創作研究所結業的寫作練習生，那個時候的狀態可說是一天到晚都覺得很挫敗。在踏入文壇的前六個月，是我人生中最黑暗的時期。

我在兩年間拚死努力地寫小說，在新春文藝跟文藝雜誌徵文等超過五十個地方中投稿，卻全部都落選。當初原本以踏入文壇為目標，但研究所結業的我為了負擔學貸跟卡債，進了從未想過的職場賺錢，那時候的狀態該怎麼說呢……覺得死了還比較好吧？有種人生已經完全沒有退路的感覺。

很親近的哥哥看到鬱悶的我，說自己的熟人在開命理事務所，要不要去算算看八字。我那不太相信他人又充滿懷疑的個性會決定去算八字，也是一種死馬當活馬醫的概念。我之前從來沒什麼機會接觸祈福信仰或薩滿主義，因此想從我不太熟悉的對象那裡，聽到有關我人生的一絲希望。

我跟知己作家宋智賢講了我要去算八字的遠大計畫之後，智賢就說她也要一起去。她的母親因為要開八字咖啡廳而讀了很長一段時間的命理學，並一直在等待可以開店的時機，卻都沒能迎來這樣的時間點，也因此到目前為止都還只是準備而已。智賢也受到母親的影響，幾乎成了命理學的準專家，並會以市場調查（？）的名義去厲害的算命店。

1 韓國年初的風俗是會透過一本叫《土亭祕訣》的書來查看一年的運勢。《土亭祕訣》是由朝鮮時代中期學者土亭李之菡所著，根據人八字中的出生年月日，再利用六十甲子來測算一年十二個月的運勢。

就這樣，我跟智賢前往的命理事務所跟原先預想的不同，氣氛感覺滿舒適的。跟我同齡的年輕院長跟智賢說著食神、偏官、劫財，持續著我實在無法理解的專業溝通。在兩人的議論（？）結束後輪到我，院長說我在七月運氣會很好，叫我在那時挑戰看看徵文比賽，心情好轉的我在最後問了這個問題：

「那個，請問我什麼時候才能瘦下來呢？」

院長用很為難的表情回答：

「這個……應該不是問我，而是要問醫院才……」

在旁邊聽的宋智賢笑到上氣不接下氣。

總之那年七月，我真的在徵文比賽中獲選，並且踏入文壇，也聽說指點我踏入文壇的命理事務所，因為那些境遇不太好的寫作練習生而門庭若市。當然我到現在還是沒瘦下來，但卻多了每年年末去算命的習慣。當然，主要是為了好玩。

今年我又像年度活動一樣去了常去的命理事務所。特別是在二〇二〇年（各位現在正在看的）散文集出版跟搬家的事情疊在一起，我針對這個部分詳細地問了問，並在紙上仔細寫了院長跟我說的內容，但從命理事務所出來後，很快就把大部分內容都忘記了。

那之後不久，我去弘大[2]玩的時候，朋友帶我去了聽說很厲害的算命咖啡廳。我抱著好玩的心情跟朋友一起算了命，但卻出現跟以前我算過的卜卦截然不同的結果。特別是有關搬家的建議，因為兩位算命師說的好方位、時機都不一樣，連帶我

2 弘大是韓國首爾市的一個地區，鄰近弘益大學並以其命名。這裡充滿城市藝術和獨立音樂文化，以及俱樂部和各種娛樂。

的心情也變得怪怪的。

一開始我只是把算命當作人生的樂趣，但說不定從某個瞬間開始，我已經把它當作有如宗教般迷信了。我一產生這樣的想法之後，心裡就默默變得不太舒服（我腦海裡多少浮現了投身宗教的媽媽那深信不疑的表情）。我跟帶領我進去算命世界的宋智賢吐露了我有點混亂的心境後，她給予我明朗的解答：

「你再去算一次之後，就搬家到得票比較多的地方，然後不要再去算就行啦！」

我是公認的耳根子軟，於是拚命點頭，拍膝蓋為她的好建議叫絕。剛好宋智賢從同僚作家那裡得到一個很厲害的命理事務所的情報（也是為了市場調查），就建議說一起去看看。

我跟宋智賢組成八字遠征隊，抵達了那個有名的命理事務所。裡面聚集了非常多的人，跟它老舊破爛的外型不太相襯。我們並排坐在沙發上，小聲討論了好一陣子待會應該要問什麼、要用什麼策略來探這個算命師的虛實。等了三十分鐘後終於輪到我們，我就先進去了。

頭髮有點稀疏的算命師用非常公式化的語氣問我的出生年月日。聽了我的個人資訊後，他翻了翻書，並在白紙上一直寫些我看不懂的文字。接著目不轉睛盯著紙的他，下了果斷的結論：

「你的八字是財富跟名譽都能一把抓的康莊大道！」

「啊？」

他說沒什麼其他要看的，就把書闔上了。我覺得就這樣出去好像有點可惜，又問了二〇二〇年的運勢會如何。

「你在二〇二〇年一定會成功，不管做什麼都會獲得意想不到的成果。」

因為這些話實在太虛幻了，我也不知不覺露出充滿懷疑的表情。我們兩人間瀰漫著一股緊張的氣氛。算命師終於問了我問題，打破寧靜：

「你是做什麼的？」

「我嗎？嗯……作家（也不是犯了什麼罪，怎麼每次說我的職業的時候都會覺得這麼不好意思）。」

「作家？太好了。你找了正適合你個性的職業。憑你二〇二〇年的運勢，一定得去投稿新春文藝，投那之類的地方一定會中。」

「老師，但是……我……已經有在新春文藝之類的地方獲選……沒有要再投比賽的地方……。」

「那會出電影嗎？什麼時候？書呢？」

「不是電影方面的……明年會出散文集，不過不太知道明年什麼時候出……」

「任何時候出都行。」
「任何……時候嗎？」
「任何時候出都會賣。」
我什麼回覆也沒說，只是發出呃的聲音。這樣模糊的卜卦還真是第一次。我問他搬家要搬去哪個社區比較好，他果然也是回說去哪裡都沒關係，我的八字投資房地產一定會成功。到這裡，如果我問什麼時候可以減肥，他大概也會說明年可以全部減掉吧？我不禁這麼想著。算命師看我沒有任何回應，就抽出新的紙張，然後開始畫圖。他畫了兩條彎曲並行的線，並在尾端寫上阿拉伯數字三十二。之後他突然繼續在外側畫了兩條寬的直線，然後這麼說：
「這個彎曲的石子路如果是你到目前為止的人生的話，你之後的人生就是一條康莊大道。從明年開始，四十二歲、五十二歲……一直到八十二歲，你會一直延展你的財富跟名譽。」

在這之後，他還繼續跟我說我有配偶運跟子女運（？），如果生兒子的話一定要讓他成為法官。我雖然有種「你在說什麼啊？」的感覺，但在推開門到外面時，心情確實好很多。我看看手錶，發現才過了差不多十五分鐘。坐在等待室沙發上的宋智賢看起來在笑。

「我聽到他說你的配偶跟子女運的時候快笑死了。」

這裡完全沒有隔音。

宋智賢算命也花了跟我差不多的時間，她出來的時候也拿了圖畫。要說我們有什麼不同，就是對我來說二〇二〇年開始，我的運氣會一直很好，她則是二〇二二年會開始財源滾滾，一直到死為止都不用擔心錢的問題。我心想，或許算命師是看到我們的服裝打扮（？）之後，才跟我們說目前可能最需要聽到的話也說不定。

我們去了命理事務所建築附近賣三九〇〇韓元[3]下酒菜的室內路邊攤。因為點四杯啤酒會免費給一份薯條，如果繼續點四杯，是不是就可以無限免費獲得薯條呢？如果不行的話，在結帳之後移到其他桌子去點餐是不是就可以？我們討論著這種窮酸的話題，之後互道再見。

回家的路上，我下了決心。雖然生辰八字什麼的並不完全準確，但反正我是為了聽那些讓自己心情變好的話才去的，所以從現在開始，我要相信我的人生會是條康莊大道。

此外，我的人生不會再有算命了。也就是說今天是我人生最後一次算命。不知道是不是我這個人太膚淺，在下了這樣的決心後，彷彿騙人似地，我躺在床上時不覺得空虛失落，也沒有像習慣般食慾一湧而上。那天是我進入三十歲之後，第一次沒去想「今晚要餓肚子睡覺」，而能安然入睡。

3 約台幣一〇五元。

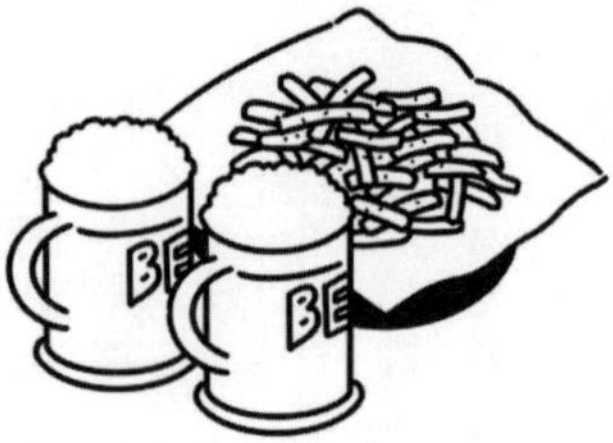

20

今天讓我活過明天

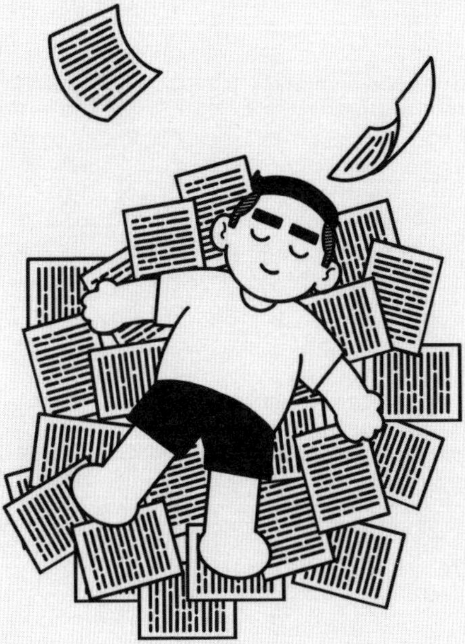

我去年初出版的小說集《大都市的愛情法則》在各個方面深獲喜愛。《大都市的愛情法則》被幾個媒體選為「年度好書」，甚至被選為可代表二〇一〇年代的小說（真的非常感謝）。也多虧如此，從新年開始我就與各種媒體進行訪談。這其中也包含時尚雜誌，我想著要盡到新人作家的本分，也沒什麼苦惱就答應了。但我明明也在雜誌社工作過，到底是哪來的自信敢答應啊？一直到收到編輯的簡訊，說是為了海報的衣服需要詢問身形尺寸，我才回過神來，但是後悔也來不及了。

我仍然維持人生最高的體重，穿上（大概是造型師用盡全力找到的）大尺碼衣服，按照攝影師的要求，擺了各式各樣的姿勢，果斷進行了拍攝（看到完成的海報，朋友們可開心了，拚命嘲笑我）。

訪談中，我被一個媒體問到這樣的問題：

「你有什麼新年目標嗎？」

雖然這個問題沒什麼大不了的，我卻好一段時間答不上來。平常不說話就會死的我，很少迎來這種沉默。不久之後我回答了「散文集順利出版」跟「減肥」這種安全且古板的答案，但其實那並不是我真正的目標。真要我說，我還真的沒有浮現出任何的目標。

到目前為止，我的人生一直都有所謂的目標。高中時是大學考試，進大學後是就業，進入職場後是離職（？），在那之後則把踏入文壇跟出版當作目標。眼前有看得見的目標時，即使現實艱難也不會感到絕望。只要往目標前進，一點一點改善生活的條件，似乎就會有隱約的希望，可以讓自己過更好的人生。當你遇到艱難的情況，甚至有些徹底失敗的時候，如果稍微修正軌道，就算只是努力地向前跑，也可以達到你想要的目標。這樣的策略在我到目前的人生中，是實際有效的。

因為大學考試合格的時候、就職的時候、落選五十次後終於踏入文壇的時候、出書的時候，我是真的感到開心。但是我從來沒有設想過，在渴望的目標達成之後的人生。

我突然想到高中的技術／家政科目中（雖然不知道這個科目是不是還存在），學過生命週期之類的東西。那個表將人生按照年齡分成各種週期，從嬰兒期到幼兒期，一直到中年期跟老年期。我還記得我在考試期間，把按照生命週期將教育跟就業、結婚跟生產等仔細整理的圖表背得滾瓜爛熟。這些過程我只在教科書上看過卻沒活過，殊不知我也在何時面臨了那種必須按照人生週期不斷實現人生課題的壓迫感。我甚至還裝作沒看到過程中產生的情緒性產物和身體上的疲勞。

我只知道向前跑，深深以為那個速度跟距離會帶我去更好的地方。就像神話或宗教一樣。

但是回過神來才發現，我變得連處理微小的事情也覺得吃力，甚至開始不去想眼前的未來。別說是目標或夢想了，我只想趕快躺到床上去。我躺在床上看 Netflix 或 YouTube，希望自己像暈倒般入睡，再也不起來。不知道從何時開始，回收分類或堆積的碗盤、待洗衣服，對我來說變成像是一座巨大的山。

不久前我在音樂人兼作家 YOZOH 的書《給作為女人生活的我們》中看到，準確描繪我這副模樣的內容：

是個懶散的同時，又非常老實的奇怪的人。（……）我覺得搞不好朴相映作家去的健身房館長會覺得，朴相映作家私底下是很懶惰的人。但其實他是那種超過三年期間，每天從凌晨開始就起床寫作，甚至出了小說，比誰都還要老實的人。不知道健身房館長知不知道這個事實呢？

我為了整理散文集的原稿，把二〇一六到現在寫的原稿全部拿了出來。除了我前面兩本的小說集之外，又再整理出可出兩本書份量的原稿，所以我實際上在過去三年是寫了四本書。比起欣慰，我反而覺得有點可怕。

我把過去三年寫的文章一篇一篇看過，覺得十分不好意思。文字可說是心靈的一面鏡子，我的文章裡有很多無謂的抱怨，還莫名裝得很毒辣，甚至情緒起伏以秒為單位的變來變去，真是愚蠢。

我總是對現實感到不滿；只想著過去或未來的某個時間點，卻不去想現在。儘管像光著身體站在鏡子前一樣痛苦，我仍將它們一個個掏出來，開始修正。我必須修正。畢竟這是我能力範圍內能做的、賴以謀生的事。

不知道是不是因為進入寒冷的季節的關係，我又憂鬱了好一陣子。

我再怎麼逼迫自己也沒辦法睡到三個小時以上，經常會睡到一半就醒過來。我不斷對每天要做的事情感到疲憊，也很常一整天都在發呆。我甚至莫名在買了昂貴門票的音樂劇演出中睡著了（劇裡有我喜歡的演員，而且那還是以搖滾樂為主的歡樂演出）。演出結束時，朋友給我看我在座位上睡著的照片，說我根本不是付演出費，是付住宿費來的。

從演出場所出來後去吃飯時，我跟朋友稍微透露了我的狀況、那種難以忍受的心情狀態，朋友用很語重心長的語氣跟我說：

「至少你知道你自己想做什麼，還實現了夢想不是嗎？甚至還拿那個當飯吃。那真的是運氣很好的事情。」

「是啊，我……真的是運氣好的人。」

我雖然這樣回答，但其實沒有獲得什麼安慰。

我的腦袋很清楚地理解，但情感上卻不禁下沉。

有時我比任何人都還要努力工作，有時卻又懶惰到討厭自己，我的心裡總是像個激烈的戰場。好好上個階梯也要喘幾口氣、用一用社群軟體火氣會突然上來導致手發抖。我會突然因為沒什麼大不了的事覺得很煩，喝酒也還是睡不著覺。我會在睡也睡不著的半夜莫名感到悲傷，也曾毫無理由地潸然淚下。

即使我在醫院接受藥物跟諮詢治療，情況也沒有好轉。過去一年要吃的藥又變得更多了，體重也原地踏步，只有在接受諮詢的時候會獲得一些力量，但在一個人的時候又會變得無比空虛。我每天晚上一定都會點外送食物，看著依賴這些東西的自己，多少會產生厭惡感，但也多少會有種總算可以好好睡覺的安心感。

開始連載這個散文後，突然多了很多來跟我坦白自己難處的朋友。跟我一樣在精神上有問題的同齡朋友比想像還多，也有一些朋友告訴我他們是靠吃藥撐著。我覺得好像活在現實中的我們，其實都在跟實體不明的空虛作戰。

同時，最近也有很多朋友跟我分享他們想要離職的煩惱。

討人厭的上司跟亂七八糟的公司文化、每天持續加班、連週末也一樣繁忙、毫無前景的產業……每個人的離職理由都很正當，我也非常了解他們的心情。這是當然的啊！再怎麼好的條件，公司就是公司。在公司生活就跟待在狗窩沒有兩樣，這是在過去幾年我親身經歷的唯一真理。

我在公司上班的時候頸椎椎間盤突出很嚴重，每到午餐時間就得去打止痛針，只要到下午三點就會產生不明原因的頭痛跟輕微發燒等很像重感冒的症狀。離職後一年的現在，我連公司附近也不想接近。

不過我卻沒辦法把朋友們想要的答案（立刻開除你老闆）爽快地說出口。因為我還在公司工作的時候，也曾相信只要離職就會走向幸福之路，卻在從公司出來後沒有任何好轉。我為了賺到相當於公司薪水的錢，承受了不相上下的勞動量跟壓力，錢這種東西不管是以什麼方式，都還是會讓人變得很悲慘。

存款就要見底，卻沒辦法把自己的身體從床上移開的某個憂鬱日子，我被一種好像進了棺材的心情籠罩。

雖然不想承認，但我確實有些懷念起在公司的生活。然後開始思考，（雖然讓大家都咬牙切齒的）公司跟勞動這樣的系統，為何可以存續許久的原因。早起後跟討厭的人磨合而養成的日常，似乎有時也拯救了人類。即使是討厭的人，他給予的壓力有時也能帶來正面的刺激；那一把薪水，有時也將如稻草般隨時會飛走的人生緊緊綑在現實裡。這種混飯吃的東西雖然很骯髒又卑鄙，但對於人類，對於所有生命而言，沒有任何事情會比維持生計還來得重要。

在生存的名目面前，我們每個人都只能是背負巨石的薛西弗斯[1]。

也因此，我決定不再去想一些偉大的夢想跟目標。我的人生不是為了實現某種目標而前進的「過程」，而是我正在感受的現實的連續。

現實讓我活在現在，今天也讓我撐過明天。即使今天沒辦法餓肚子睡覺，我也不想再這麼嚴苛地逼迫自己。我決定只去感謝，被賦予的每一天我都有好好活過。在這種意義下，與我同樣度過每一天的你，不管是以哪一種方式撐過這個瞬間的你，不管其他人說什麼，你都是偉大且值得獲得掌聲的存在。

就算今天餓肚子睡覺的計畫失敗了也一樣。

1　是希臘神話中一位被懲罰的人。他受罰的方式是必須將一塊巨石推上山頂，而每次到達山頂後巨石又滾回山下，如此永無止境地重複下去。

作者的話

但是
今晚
還是要
餓肚子睡覺。

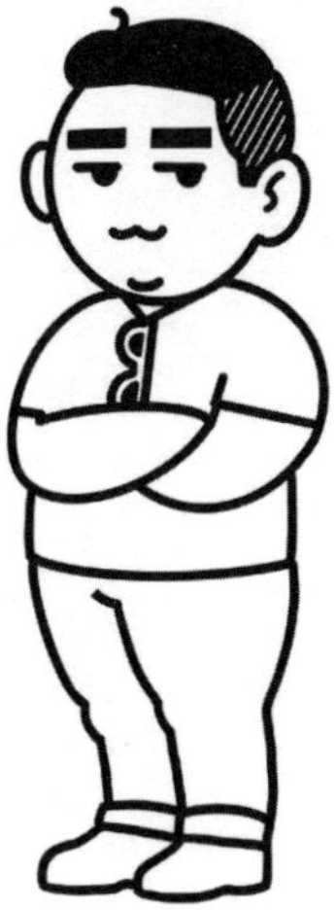

野人家 217

雖然會胖，但還是想一個人吃完半半炸雞再睡

【夜食症候群的深夜飢餓告白】

오늘 밤은 굶고 자야지

作　者　朴相映
譯　者　Tina

社　長　張瑩瑩
總編輯　蔡麗真
責任編輯　徐子涵
校　對　魏秋綢
行銷企劃　林麗紅、蔡逸萱、李映柔
封面設計　萬勝安
內頁排版　洪素貞

讀書共和國出版集團
社　長　郭重興
發行人兼出版總監　曾大福
業務平臺總經理　李雪麗
業務平臺副總經理　李復民
實體通路組　林詩富、陳志峰、賴珮瑜、郭文弘、王文賓、吳眉姍
網路暨海外通路組　張鑫峰、林裴瑤、范光杰
特販通路組　陳綺瑩、郭文龍
電子商務組　黃詩芸、李冠穎、林雅卿、高崇哲
專案企劃組　蔡孟庭、盤惟心
閱讀社群組　黃志堅、羅文浩、盧煒婷
版權部　黃知涵
印務部　江域平、黃禮賢、林文義、李孟儒

出　版　野人文化股份有限公司
地址：231新北市新店區民權路108-2號9樓
電子信箱：yeren@yeren.com.tw
發　行　遠足文化事業股份有限公司
地址：231新北市新店區民權路108-2號9樓
電話：（02）2218-1417　傳真：（02）8667-1065
電子信箱：service@bookrep.com.tw
網址：www.bookrep.com.tw
郵撥帳號：19504465遠足文化事業股份有限公司
客服專線：0800-221-029
法律顧問　華洋法律事務所　蘇文生律師
印　製　成陽印刷股份有限公司
初版首刷　2022年3月

國家圖書館出版品預行編目資料

雖然會胖，但還是想一個人吃完半半炸雞再睡(夜食症候群的深夜飢餓告白) / 朴相映著；陳慧瑜譯. -- 初版. -- 新北市：野人文化股份有限公司出版：遠足文化事業股份有限公司發行，2022.03
面；　公分. --（野人家）
譯自：
ISBN 978-986-384-653-6(平裝)

1.CST: 暴食症 2.CST: 肥胖症 3.CST: 軼事

415.9982　　110020873

ISBN 9789863846536(平裝)
ISBN 9789863846727(EPUB)
ISBN 9789863846710(PDF)

野人文化
官方網頁

野人文化
讀者回函

雖然會胖，但還是想一個人吃完半半炸雞再睡

線上讀者回函專用 QR CODE，你的寶貴意見，將是我們進步的最大動力。

野人文化
讀者回函卡

書　名

姓　名　　□女　□男　　年齡

地　址

電　話　　手機

Email

□同意　□不同意　　收到野人文化新書電子報

學　歷　□國中(含以下) □高中職　□大專　□研究所以上
職　業　□生產/製造　□金融/商業　□傳播/廣告　□軍警/公務員
□教育/文化　□旅遊/運輸　□醫療/保健　□仲介/服務
□學生　□自由/家管　□其他

◆你從何處知道此書？
□書店：名稱 ____________　□網路：名稱 ____________
□量販店：名稱 ____________　□其他 ____________

◆你以何種方式購買本書？
□誠品書店　□誠品網路書店　□金石堂書店　□金石堂網路書店
□博客來網路書店　□其他 ____________

◆你的閱讀習慣：
□親子教養　□文學　□翻譯小說　□日文小說　□華文小說　□藝術設計
□人文社科　□自然科學　□商業理財　□宗教哲學　□心理勵志
□休閒生活（旅遊、瘦身、美容、園藝等）　□手工藝／DIY　□飲食／食譜
□健康養生　□兩性　□圖文書／漫畫　□其他 ______

◆你對本書的評價：（請填代號，1. 非常滿意　2. 滿意　3. 尚可　4. 待改進）
書名 _____ 封面設計 _____ 版面編排 _____ 印刷 _____ 內容 _____
整體評價 _____

◆你對本書的建議：

廣　告　回　函
板橋郵政管理局登記證
板 橋 廣 字 第 143 號

郵資已付　免貼郵票

野人

23141
新北市新店區民權路108-2號9樓
野人文化股份有限公司 收

請沿線撕下對折寄回

野人

書號：0NFL0217